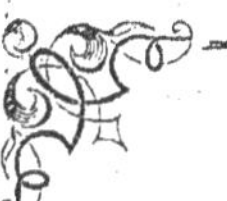

CONSEIL D'HYGIÈNE PUBLIQUE ET DE SALUBRITÉ

DU DÉPARTEMENT DU RHONE

RAPPORT

SUR

L'ÉPIDÉMIE

DE

FIÈVRE TYPHOÏDE

Qui a régné à Lyon aux mois d'Avril et Mai 1874

PAR

M. J. ROLLET, membre du Conseil

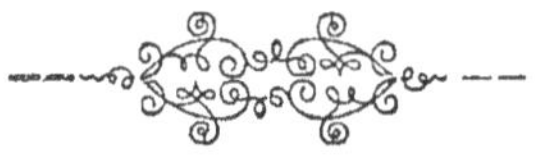

LYON

IMPRIMERIE MOUGIN-RUSAND

3, rue Stella, 3

1874

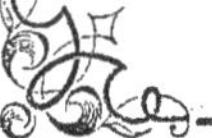

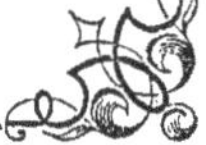

RAPPORT

FAIT AU NOM DU CONSEIL D'HYGIÈNE PUBLIQUE ET DE SALUBRITÉ

DU DÉPARTEMENT DU RHONE

SUR

L'ÉPIDÉMIE

DE

FIÈVRE TYPHOÏDE

Qui a régné à Lyon aux mois d'Avril et Mai 1874

PAR

M. J. ROLLET, membre du Conseil

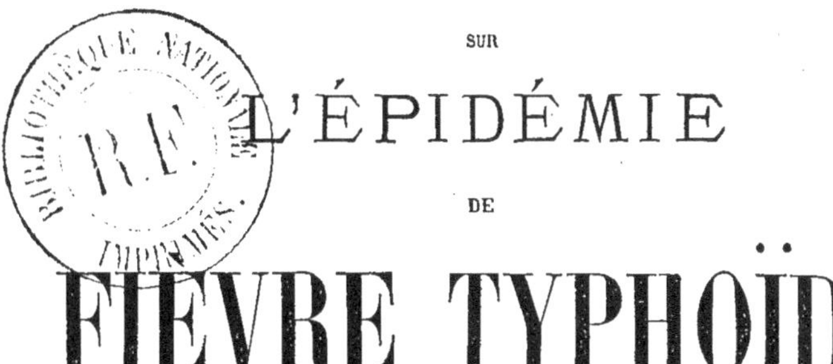

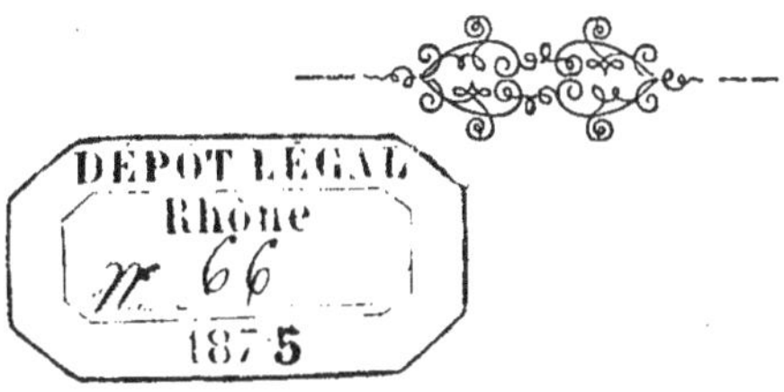

LYON

IMPRIMERIE MOUGIN-RUSAND

3, rue Stella, 3

1874

RAPPORT

FAIT AU NOM DU CONSEIL D'HYGIÈNE PUBLIQUE ET DE SALUBRITÉ

du départemement du Rhône

SUR

L'ÉPIDÉMIE

DE

FIÈVRE TYPHOÏDE

Qui à règné à Lyon aux mois d'Avril et Mai 1874

Par M. J. ROLLET, membre du Conseil

MESSIEURS,

M. le Préfet du Rhône, par une lettre du 9 juin dernier, a chargé le Conseil d'hygiène de lui présenter un rapport général sur l'épidémie de fièvre typhoïde qui vient de sévir à Lyon. Vous avez confié ce travail à une Commissiom composée de MM. Desgranges, Glénard, Piaton et Rollet, dont le premier soin a été de recueillir, soit auprès des administrations hospitalières, soit auprès du corps médical, tous les documents relatifs à l'épidémie. Dès le principe, le Conseil avait eu à s'occuper des mesures sanitaires immédiatement applicables à la maladie régnante, et ses procès-verbaux contenaient des renseignements importants et de nature à faciliter un travail d'ensemble.

La Commission a réuni tous ces matériaux auxquels sont venus s'ajouter les bulletins statistiques envoyés par l'Administration aux médecins de la Ville, bulletins que beaucoup de nos confrères ont mis le plus grand empressement à remplir. Elle s'est entourée d'indications précises, empruntées à des publications récentes, à des comptes-rendus académiques, ou demandées aux personnes les plus compétentes, et que nous aurons soin de citer. Aucun concours utile ne nous a été refusé (1). Aussi notre œuvre a-t-elle un caractère collectif plutôt que personnel, et le rôle du Rapporteur n'a consisté qu'à prendre connaissance des faits, à les coordonner, à les comparer et à montrer en quoi ils peuvent devenir profitables à la pratique médicale et à l'hygiène publique.

Lyon — et sous ce rapport beaucoup de villes d'égale importance ont été moins favorisées — a eu peu à souffrir, dans le passé, des atteintes épidémiques. Mais dans ces dernières années, grâce à sa situation, à son activité industrielle et commerciale, à ses nombreuses voies ferrées qui ont exercé autour d'elle une puissante attraction, notre Ville s'est considérablement agrandie, et ses conditions sanitaires ont changé. Sa population depuis 1836 a passé de 150,000 à 323,000 habitants, ce qui

(1) Nous devons surtout de vifs remercîments, à M. P. Colrat, médecin des hôpitaux, dont la coopération nous a été très-précieuse pour le dépouillement et l'analyse des documents statistiques, et à MM. Magnin et Tuloup, pour les relevés météorologiques et les cartes de l'épidémie.

a créé des agglomérations nouvelles et donné beaucoup plus de densité aux anciennes. De grands travaux ont été exécutés pour mettre Lyon à l'abri des inondations ; le régime des eaux a été profondément modifié et leur niveau a beaucoup baissé dans la ville. Un vaste réseau d'égouts a été construit, un nouveau système de distribution d'eau a été adopté et mis à exécution, innovations extrêmement utiles, sans être pourtant de tout point irréprochables. On a fait de larges percées dans le centre de la Ville ; on a beaucoup bâti dans les faubourgs, où des usines, en très grand nombre, se sont successivement établies.

La part des améliorations a été considérable ; mais on peut se demander si elle a été suffisante, eu égard au grand accroissement de la population et au développement de l'industrie, avec son cortége inévitable d'établissements insalubres. Le Conseil devait rechercher ce qu'il y a d'incomplet ou de défectueux dans les travaux accomplis et surtout dans les restes non encore effacés de l'ancien état hygiénique local, et indiquer les moyens de remédier à ce qui a pu être préjudiciable à la santé publique.

Certaines épidémies sont comme des pierres de touche qui éprouvent et mettent en évidence le degré d'insalubrité des pays où elles se propagent. Celle que nous venons de traverser aura appris à la cité lyonnaise à se mieux connaître elle-mème, car elle n'a pas eu une telle gravité qu'on n'ait pu l'observer de sang-froid et en suivre attentivement les différentes phases. La maladie une fois combattue et maîtrisée, il restait à faire ce que nous entreprenons en ce moment, c'est-à-dire, à étudier ses origines et sa marche épidémique, ses caractères principaux, les résultats du traitement qu'on lui a opposé, les causes auxquelles il est permis de la rattacher, et la possibilité de s'en préserver à l'avenir par des mesures hygiéniques plus rigoureuses et de nouveaux moyens d'assainissement.

CHAPITRE PREMIER.

Du début, de la propagation épidémique, et de la topographie de la maladie.

L'épidémie paraît avoir commencé dans la rue Gentil, près du marché couvert des Cordeliers, et à une petite distance du Lycée. Le 22 mars 1874, un malade traité par M. Ygonin, au n° 15 de cette rue, présentait des symtômes insolites attribués depuis par ce médecin à la maladie régnante ; dix jours après il mourait avec tous les caractères d'une putridité très-prononcée, car il eut une gangrène du bras.

Le 2 et le 3 avril, deux cas nouveaux se déclaraient non loin de là, place du Change, 1, et petite rue Longue, 5.

L'épidémie a gagné ensuite le Lycée, où elle trouvait une population réunie de plus de 900 élèves, tant internes qu'externes (393 internes et 527 externes). Nous devons à M. Gromier, médecin du Lycée, des renseignements très-précis sur le début de la maladie dans cet établissement.

Du 14 mars au 1er avril, on avait reçu à l'infirmerie un assez grand nombre de fièvres éphémères avec pré-

dominance d'embarras gastrique et douleurs violentes
à la tête et dans les membres. Au 2 avril, il ne restait
pas un seul élève en traitement. A partir du 4 avril, les
vacances de Pâques ont eu lieu, les enfants sont allés
dans leurs familles, à l'exception de huit qui restent ordi-
nairement toute l'année dans la maison.

Le 7 avril, le garçon de l'infirmerie, reconnu
comme phthisique, se met au lit avec une fièvre vio-
lente. Ce même jour, dans l'après-midi, un élève de la
cour des petits monte à l'infirmerie avec une cephalalgie
très-vive, de la lassitude, de la diarrhée. Le 10, un second élève s'évanouit dans la cour, au milieu de ses
jeux; on le monte à l'infirmerie dans un état de réfrigération prononcé. Le lendemain il a une fièvre ardente,
puis des épistaxis. Son état s'aggrave de jour en jour.
Un troisième, en allant au réfectoire, ne peut plus suivre
ses camarades, il titube sur ses jambes, on le couche,
et des accidents graves se déclarent du côté de la tête.

La veille du jour où devait se faire la rentrée, le proviseur reçut soixante-six lettres de parents l'avertissant
que leurs fils ne pouvaient rentrer pour cause de maladie.
Les jours suivants, de nouvelles lettres annoncèrent que
d'autres élèves étaient atteints. Mais déjà le recteur avait
décidé que la rentrée ne pouvait se faire au jour indiqué et avis en fut donné aux familles.

Les 12 et 20 avril, deux garçons du Lycée sont frappés
et conduits à l'hôpital. Les 13, 17 et 23, c'est le tour de
trois maîtres répétiteurs.

Quelle était cette maladie ? le temps a démontré que,
parmi les malades, quelques-uns n'avaient que de simples

indispositions, mais que la plupart étaient affectés de fièvre typhoïde plus ou moins grave.

Les trois élèves soignés à l'infirmerie du Lycée avaient la fièvre typhoïde, à différents degrés; ils ont également guéris tous trois.

Parmi les élèves, au nombre de soixante-sept, qui sont devenus malades dans leurs familles, vingt-six ont été affectés légèrement et quarante-un ont eu des fièvres typhoïdes graves. La moitié environ de ces élèves étaient de Lyon, les autres se trouvèrent disséminés dans une douzaine de départements, échelonnés depuis les Bouches-du-Rhône jusqu'à la Nièvre.

Les élèves externes, qui ne passent que quatre heures par jour au Lycée, n'ont pas été épargnés. Le nombre de leurs malades figure pour un chiffre élevé dans les statistiques.

Cette dernière circonstance exclut l'idée de toute cause se rattachant à l'alimentation des élèves; il n'existe pas à Lyon de maison d'éducation dont la nourriture soit aussi abondante et d'aussi bonne qualité. Nous aurons à revenir sur cette question très-complexe des causes de l'épidémie, car elle concerne non-seulement le Lycée, mais toutes les parties basses de la ville, où la maladie n'a pas tardé à s'étendre.

D'ailleurs, le Lycée n'est pas, tant s'en faut, la seule agglomération qui ait été si fortement atteinte, et en même temps que la maladie gagnait la population civile des différents quartiers, elle atteignait également la population militaire, et sévissait surtout avec la plus grande violence sur les soldats casernés à la Part-Dieu.

Dès le 2 avril, un cas de fièvre typhoïde grave était signalé rue Duguesclin, 233, et le 3, deux cas nouveaux se déclaraient place Reischtadt et à l'extrémité du cours Vitton. Les jours suivants, d'autres malades s'échelonnaient rue Tête-d'Or, rue Cuvier, rue Ste-Elisabeth, et formaient, avec les précédents, une ceinture autour de la caserne de la Part-Dieu; des cas précoces ont été également ment notés à proximité d'autres casernes, vers le fort Lamothe, à Serin, à l'Arsenal, à Perrache, à Saint-Irénée.

L'état sanitaire de la garnison, très-satisfaisant au mois de février, s'était modifié pendant le mois de mars. Les pneumonies s'étaient multipliées, d'abord simples, elles revêtaient ensuite le caractère typhoïde. Au mois d'avril, la transformation devient plus complète, les pneumonies cessent, et c'est la fièvre typhoïde qui les remplace.

Les symptômes présentés étaient de la prostration avec céphalalgie, vertiges; dans la majorité, angine, laryngite; très souvent, épistaxis, bronchite : assez rarement délire. Très-souvent aussi on constatait sur toute la surface du corps des éruptions fugitives, difficiles à classer. Langue caractéristique, abdomen souvent ballonné, gargouillement iliaque et fréquemment diarrhée.

Dans tous les cas où l'invasion remontait à huit ou dix jours, on constatait des taches rosées très-distinctes sur le ventre et sur la poitrine.

La température initiale, dans tous les cas, s'est montrée très-élevée, de 39° à 41° (Alix).

Voici l'état des 461 malades entrés dans les hopitaux militaires avec indication des régiments et des casernes.

RÉGIMENTS	CASERNES	NOMBRE DES MALADES	RÉGIMENTS	CASERNES	NOMBRE DES MALADES
7ᵉ Rég. de ligne.	Sathonay	3	11ᵉ bat. de Chasseurs.	Sathonay............	1
9ᵉ — —	Loyasse, Caluire....	1	4ᵉ rég. d'Inf. Marine.	Externe	1
10ᵉ — —	Loyasse, Montessuy..	7	Commis aux écritures.	Quarantaine........	1
11ᵉ — —	Sathonay...........	8	6ᵉ section, Infirmiers.	Quarantaine, Hôpital.	9
16ᵉ — —	Sathonay...........	9	7ᵉ section , Ouvriers.	Serin.............	7
20ᵉ — —	Perrache...........	2	8ᵉ — —	Part-Dieu.	2
23ᵉ — —	Lamothe............	6	Gendarmerie.	St-Joseph	1
26ᵉ — —	Externe............	3	5ᵉ Hussards.	Part-Dieu	26
27ᵉ — —	Serin..............	44	10ᵉ —	—	69
38ᵉ — —	Sathonay...........	2	11ᵉ Cuirassiers.	—	42
59ᵉ — —	Lamothe, Perrache, Co-lombier, Vitriolerie.	10	12ᵉ —	—	44
			2ᵉ d'Artillerie.	Lamothe.	9
75ᵉ — —	Lamothe............	3	16ᵉ —	Quarantaine........	5
88ᵉ — —	Brotteaux	3	36ᵉ —	—	14
92ᵉ — —	Sathonay...........	2	Pontonniers.	Vitriolerie..........	4
96ᵉ — —	St-Irénée...........	11	7ᵉ compag. Ouvriers artilleurs........	Arsenal............	11
98ᵉ — —	Serin, Bon-Pasteur..	1	Régiment de Train.	Serin, Part-Dieu	22
99ᵉ — —	Externe..	1	Ouvriers constructeurs.	Vitriolerie..........	1
105ᵉ — —	Arsenal, Bissuel.....	22	2ᵉ du Génie.	Serin, Part-Dieu	1
126ᵉ — —	Part-Dieu, Brotteaux.	53			461

445 soldats de la garnison sont entrés à l'hôpital militaire du quai de la Charité, et 16 à l'hôpital des Collinettes, du 1er avril au 25 mai inclusivement. Les états qui nous ont été remis ne portent pas la date des entrées à l'hôpital du quai de la Charité ; mais, d'après les renseignements donnés par M. Alix (Société de Médecine, séance du 27 avril 1874) celles-ci, jusqu'au 27 avril, se seraient faites par séries du 4 au 5 avril, du 8 au 15, du 23 au 24 et du 26 au 27. M. Dussourt a noté les entrées des malades des Collinettes, les 12, 14, 14, 16, 16, 17, 19, 22 et 29 avril, 2, 4, 4, 4, 8, 9 et 20 mai.

Les régiments les plus frappés ont été le 10e hussards, le 126e de ligne, le 27e, le 11e cuirassiers, le 12e, le 5e hussards, le train des équipages, le 36e d'artillerie, les ouvriers d'artillerie, le 96e de ligne, le 59e.

Les casernes qui ont fourni le plus de malades, sont d'abord la Part-Dieu, d'où il en est venu près de la moitié, puis les casernes de Serin, de la Quarantaine, de l'Arsenal, du fort des Brotteaux, du fort Lamothe, de Perrache, sans parler du camp de Sathonay qui en a fourni 25. Quelques casernes ont été épargnées, et de ce nombre, Saint-Laurent, Clos-Jouve, Gymnase divisionnaire, Ile-Barbe, la Duchère, Vaise, Saint-Just, Villeurbanne.

Dans les prisons, 8 individus ont eu la fièvre typhoïde, 5 dans la maison d'arrêt et 3 dans la maison de correction (Lavirotte).

L'hospice Adélaïde-Perrin a compté 8 malades, 4 religieuses et 4 infirmes (Th. Perrin).

Avant l'épidémie, la constitution médicale de notre

MOUVEMENT DES MALADES (Hopitaux Civils)

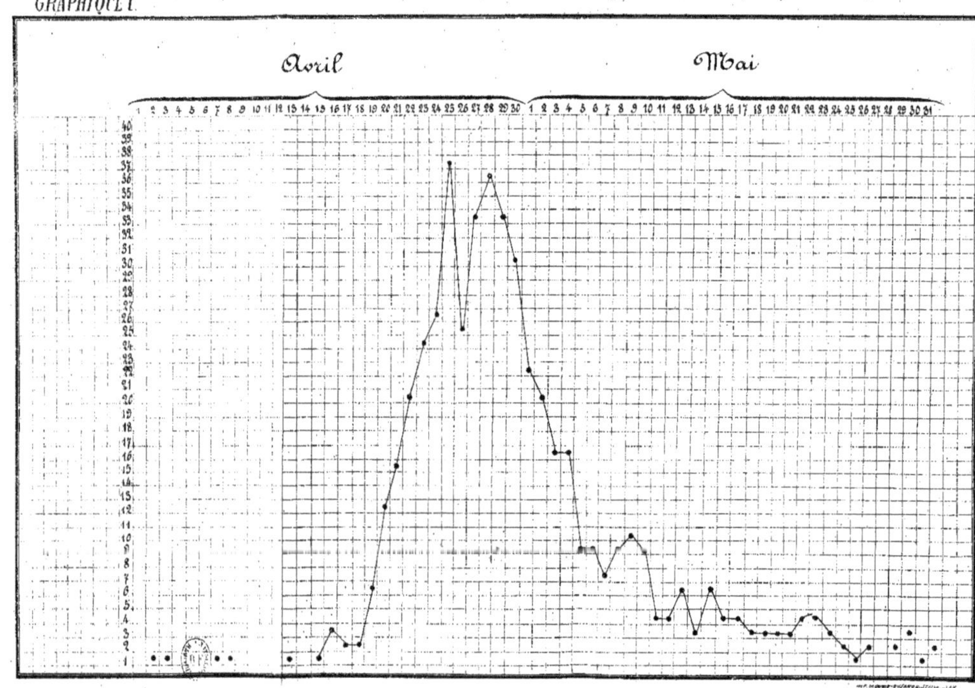

Ville était surtout catarrhale, avec tendance marquée aux formes rémittentes. Le bulletin des maladies régnantes du *Lyon-Médical* la caractérisait ainsi : « L'état catarrhal persiste encore dans la constitution médicale actuelle. Les localisations pulmonaires sont toujours très-nombreuses. Les pneumonies continuent à être très fréquentes ; elles ont aussi une gravité très-marquée. Beaucoup de fièvres catarrhales avec ou sans bronchite bien accusée. Les rhumatismes articulaires aigus augmentent de nombre. On signale aussi beaucoup de névralgies rhumatismales » C'est la pneumonie qui avait fourni le plus de décès (48) à Lyon, dans la quinzaine du 23 mars au 5 avril.

Quelques fièvres typhoïdes ont commencé à entrer dans les hôpitaux civils dès les premiers jours d'avril, mais le mouvement n'est devenu continu et prononcé que le 15, pour se soutenir jusqu'à la fin de mai.

Voici l'état des malades atteints de fièvre typhoïde avec le tableau graphique des entrées à l'Hôtel-Dieu, à la Croix-Rousse et à la Charité, du 1er avril au 1er juin 1874:

	Hôtel-Dieu	Croix-Rousse	Charité	Totaux
Hommes....	94	41	72	207
Femmes....	202	72	37	311
	296	113	109	518

Voir graphique 1.

Comme nous aurons à apprécier plus loin le mouvement quotidien et la marche de l'épidémie en nous aidant de documents plus complets, nous nous bornons à faire remarquer que dans les hôpitaux civils, ainsi que l'indique le tracé ci-joint, c'est le 25 et le 28 avril qu'il y

a eu le plus d'entrées, et que la progression croissante
qui, avant cette époque intermédiaire, avait d'abord été
assez lente, et ensuite extrêmement brusque, a fait place,
à partir de ce moment, à un mouvement rétrograde, à une
progression décroissante moins rapide, mais aussi sacca-
dée et, en somme, peu différente de la première.

Pour nous rendre compte, non-seulement de la date
de la maladie, mais de la condition des malades et de
leur domicile, pour suivre, en un mot, pas à pas la marche de l'épidémie, nous avions, comme nous venons de
le dire, d'autres éléments d'appréciation. Outre les registres des hôpitaux civils, où toutes les indications sont
individuelles, et les états des malades militaires mis à
notre disposition, où elles ne sont, il est vrai, que col-
lectives, nous avons pu utiliser les bulletins statistiques
que nos confrères ont eu l'obligeance de nous 'adresser.
Soixante médecins (1) ont répondu à l'appel de l'administration, et nous avons obtenu de ce chef une série importante de 875 malades (379 hommes et 496 femmes),
sans compter les cas qui font double emploi avec ceux
des statistiques hospitalières. Sans doute ces cas de la

(1) MM. Alix, Bachelet, Berne, Binet, Boissière, Bondet, Bossu,
Bron, Carle, Carrière, Cautru, Chambard-Hénon, Chavanne, Clooten,
Contrejean, Delore, Depoisier, Drivou, Dulin, Dussourt, Eychenne,
Foltz, Fontan, Français, Fritsch dit Lang, Gallavardin, Gérard, L. Gi-
gnoux, P.-S. Gignoux, Gojoz, Gromier, Guillaud, Hatry, Jeaux, Lavi-
rotte, Luppi, Magaud, Marmy, Martinet, Mathieu, Morand, Morel,
Mouraud, Passot, Pernot, Perrin, Th. Perrin, Perroud, Pomiès, Poncet,
Poullet, Reboul, Richerand, Rivoire, Rodet, Rollet, Soulier, Valette,
Vernay, Vualliat, Ygonin.

Ville, désignés et connus, réunis à ceux des hôpitaux, ne représentent pas la totalité des individus atteints par l'épidémie. Nous chercherons plus loin à déterminer ce nombre total en le calculant d'après d'autres éléments ; mais déjà pour le sexe, la profession et l'âge des malades, la date de la maladie, le domicile et tout ce qui concerne la propagation de l'épidémie dans la Ville, jour par jour et quartier par quartier, les chiffres sur lesquels nous avons pu [opérer sont relativement assez élevés pour donner à nos appréciations, toutes proportions gardées, un grand caractère de vérité.

Voici l'état des malades de toutes nos statistiques réunies :

	Hommes	Femmes	Totaux
Lycée....................	70	»	70
Hôpitaux militaires........	461	»	461
Hôpitaux civils............	207	311	518
Ville	379	496	875
	1117	807	1924

On voit par ce tableau que le nombre des malades a été notablement plus élevé dans le sexe masculin que dans le sexe féminin.

Les professions mentionnées dans nos statistiques sont extrémement nombreuses, et nous avons dû renoncer à en faire le dénombrement exact ; il y en a pourtant quelques-unes à signaler comme prédominantes.

Sans parler des écoliers et des militaires, on trouve parmi les hommes malades un très grand nombre d'employés de commerce, garçons de peine, commis de fabrique, de magasins ou de bureaux. Il y a aussi beaucoup

de négociants, marchands ou fabricants ; des domestiques, des journaliers, des tisseurs, des maçons, des bou-
langers, des teinturiers, des apprêteurs, en un mot, des
hommes de tous les états et de toutes les classes sociales.

La profession la plus frappée parmi les femmes a été
celle des domestiques, comprenant les bonnes d'enfants,
les femmes de chambre, les cuisinières, les ménagères ;
c'est au point qu'on compte au moins deux cents malades
de cette classe, tant en ville que dans les hôpitaux. Les
couturières, les tailleuses, les lingères viennent en
seconde ligne, mais à une grande distance, ainsi que les
tisseuses, les dévideuses, les ourdisseuses, les modistes,
et, à leur suite, les repasseuses, les brodeuses, les polis-
seuses et toutes autres professions féminines des cités
industrielles. On a noté aussi comme malades, dans la
dernière épidémie, une assez forte proportion de nourrices.

L'âge des malades a pu être déterminé exactement
pour chaque individu dans un très-grand nombre de cas ;
néanmoins nous avons dû le diviser en périodes de cinq
ans, afin de simplifier nos calculs et aussi parce que cette
indication n'est que collective dans les états des malades
militaires, ce qui nous a obligé de classer ceux-ci en
bloc dans la période de 21 à 25 ans.

C'est cette période de 21 à 25 ans qui a fourni, à beaucoup près, le plus fort contingent à l'épidémie. Elle a
donné au tracé des âges la forme d'une flèche très-
élancée et dont elle occupe le sommet. Le nombre des
malades de 21 à 25 ans est compris entre 650 et 675.
Il y a même, entre cette période et la suivante, un

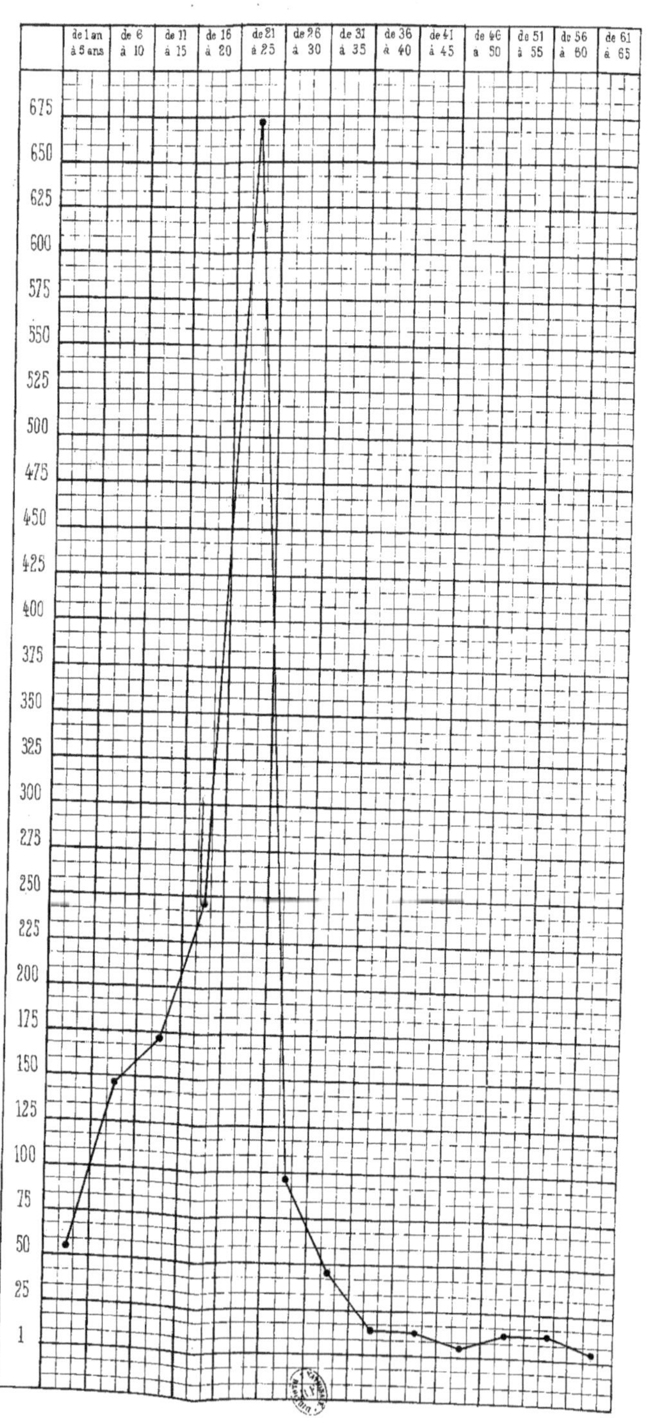

de 1 an à 5 ans
de 6 à 10
de 11 à 15
de 16 à 20
de 21 à 25
de 26 à 30
de 31 à 35
de 36 à 40
de 41 à 45
de 46 à 50
de 51 à 55
de 56 à 60
de 61 à 65
675
650
625
600
575
550
525
500
475
450
425
400
375
350
325
300
275
250
225
200
175
150
125
100
75
50
25
1

écart trop considérable, exagéré, et qui vient de ce que nous n'avons pas pu faire nos opérations sur la totalité des malades de l'épidémie, et que, grâce aux statistiques militaires, il nous en a manqué beaucoup moins de la période de 21 à 25 ans que de toutes les autres.

Celle qui arrive en second lieu est la période de 16 à 20 ans, très-chargée aussi, et qui compte un nombre de malades compris entre 225 et 250 ; puis viennent les périodes de 11 à 15 ans, de 6 à 10, et à une assez grande distance, celle de 1 à 5, c'est-à-dire, après la jeunesse, l'adolescence et l'enfance, sur lesquelles l'épidémie a sévi avec une préférence marquée. Les périodes de 26 à 30 ans et de 31 à 35 répondent aussi à des oscillations assez élevées de cette ligne des âges qui se prolonge en s'abaissant graduellement jusqu'à la vieillesse, comme on peut en juger en jetant les yeux sur le *graphique II*.

Quant aux dates où la maladie a éclaté chez les différents individus, les entrées des hôpitaux nous les ont déjà fait connaître pour un bon nombre ; mais en ajoutant à ces renseignements ceux qui nous ont été remis sur les malades de la Ville, nous pouvons donner plus de généralité à nos indications, et suivre plus ponctuellement la progression de la maladie aux différentes périodes de son évolution épidémique.

C'est le 2 avril seulement que les cas ont commencé à se déclarer sous forme de série quotidienne continue. Cette série, dont la continuité ne cesse pas dans tout le cours d'avril et mai, va jusqu'au 6 juin, où elle s'interrompt pour recommencer, il est vrai, bientôt ; elle se prolonge même avec de nouvelles interruptions dans

écart trop considérable, exagéré, et qui vient de ce que nous n'avons pas pu faire nos opérations sur la totalité des malades de l'épidémie, et que, grâce aux statistiques militaires, il nous en a manqué beaucoup moins de la période de 21 à 25 ans que de toutes les autres.

Celle qui arrive en second lieu est la période de 16 à 20 ans, très-chargée aussi, et qui compte un nombre de malades compris entre 225 et 250 ; puis viennent les périodes de 11 à 15 ans, de 6 à 10, et à une assez grande distance, celle de 1 à 5, c'est-à-dire, après la jeunesse, l'adolescence et l'enfance, sur lesquelles l'épidémie a sévi avec une préférence marquée. Les périodes de 26 à 30 ans et de 31 à 35 répondent aussi à des oscillations assez élevées de cette ligne des âges qui se prolonge en s'abaissant graduellement jusqu'à la vieillesse, comme on peut en juger en jetant les yeux sur le *graphique II*.

Quant aux dates où la maladie a éclaté chez les différents individus, les entrées des hôpitaux nous les ont déjà fait connaître pour un bon nombre ; mais en ajoutant à ces renseignements ceux qui nous ont été remis sur les malades de la Ville, nous pouvons donner plus de généralité à nos indications, et suivre plus ponctuellement la progression de la maladie aux différentes périodes de son évolution épidémique.

C'est le 2 avril seulement que les cas ont commencé à se déclarer sous forme de série quotidienne continue. Cette série, dont la continuité ne cesse pas dans tout le cours d'avril et mai, va jusqu'au 6 juin, où elle s'interrompt pour recommencer, il est vrai, bientôt ; elle se prolonge même avec de nouvelles interruptions dans toute la durée du mois. Mais dès le 31 mai, il n'y avait eu qu'un seul malade ; de sorte qu'on peut dire, en se fondant sur notre statistique, que l'épidémie a commencé, en réalité, le 2 avril et fini dans les derniers jours de mai, et qu'elle a eu son maximum d'intensité et son véritable point culminant le 25 avril.

Les cinq premiers jours, du 2 au 6, ont compté proportionnellement peu de malades, moins de 10 chaque jour. Les huit jours suivants, du 7 au 14, le nombre quotidien des individus atteints s'élève progressivement, il dépasse 10, mais il reste encore au-dessous de 20. Les dix jours suivants, du 15 au 24, les cas continuent à se multiplier, le nombre de 20 par jour est vite atteint et dépassé, et la moyenne pour cette période est de 34,7; c'est ainsi qu'on arrive au 25 avril, c'est-à-dire, à la journée la plus chargée et qui compte 60 malades.

Les dix jours suivants, le nombre des malades diminue, mais la moyenne reste au-dessus de 20, et même, comme celle des dix jours antérieurs à la journée du 25, elle est exactement 34,7. Les huit jours suivants, l'épidémie continue à décroître graduellement, et le nombre des malades tombe au-dessous de 20, pour tomber plus bas encore et au-dessous de 10, les cinq derniers jours.

Le cycle épidémique de la maladie a donc été très-régulier, car en prenant pour point de division le 15 avril, qui répond au maximum des malades et qui est comme l'apogée de l'épidémie, on partage celle-ci en deux périodes correspondantes et qui se répétent, dont l'une serait la période d'augment, l'autre de déclin, sé-

MOUVEMENT DES MALADES (Hôpitaux et Ville)

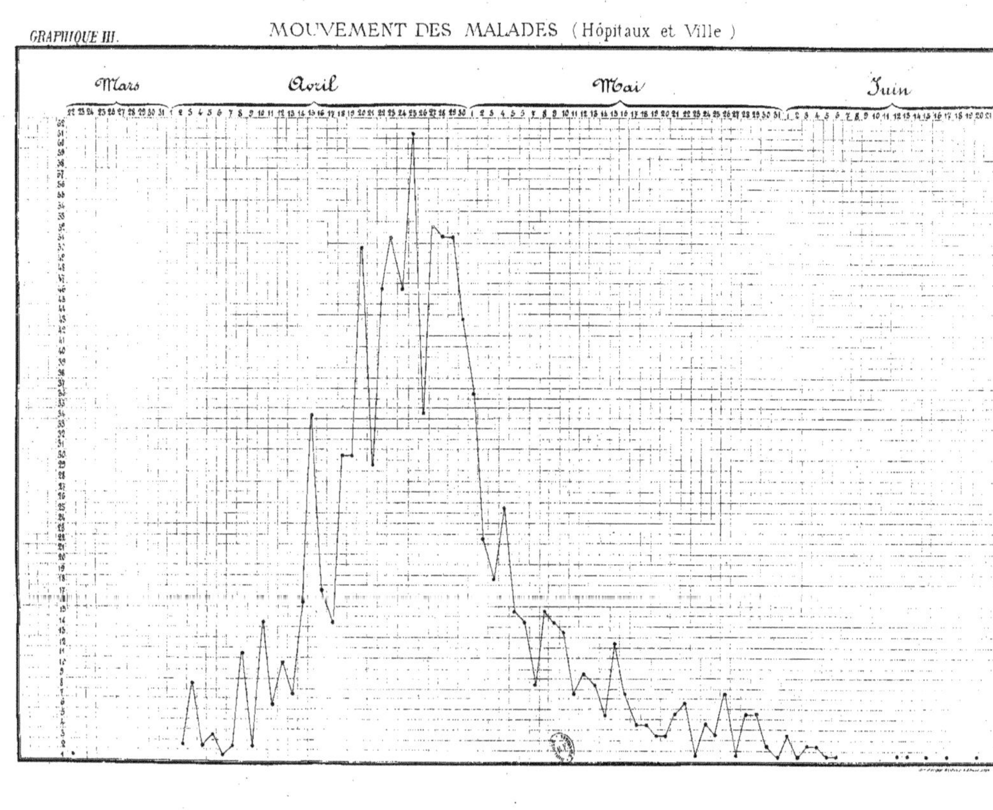

parées par une période d'état éphémère qui n'aurait duré qu'un jour.

Il faut pour cela compter, à partir du 25 avril, autant de jours qu'il y en eu depuis le commencement de l'épidémie jusqu'à cette date exclusivement, c'est-à-dire 23; ces deux périodes de 23 jours se ressemblent, non seulement parce qu'elles comprennent chacune approximativement le même nombre de malades, mais encore, comme nous venons de le voir, parce qu'elles se décomposent en série de 10, 8 et 5 jours, presque identiques.

Aussi forment-elles, dans l'ensemble et dans les détails, un tableau graphique dont le figure est à peu de chose près symétrique, en ce sens que ses deux moitiés, égales et semblables ou peu s'en faut, seraient susceptibles de se recouvrir assez exactement par superposition. (*Voir graphique III*.)

Le domicile de chaque individu en particulier a pu être déterminé et pointé sur la carte pour 1005 malades, nombre considérable, car il y a d'autre part 461 malades militaires dont le domicile collectif a été indiqué et qui ne pouvaient pas être compris parmi ceux que nous avons maintenant à suivre un à un, jour par jour, dans les différents quartiers de la ville. C'est à notre collègue de la commission, M. Piaton, que nous sommes redevables de ce long et très-intérressant travail, effectué tant avec les statistiques de la Ville qu'avec celles des Hôpitaux.

Nous ne reviendrons pas sur le début de l'épidémie, si ce n'est pour faire remarquer que, dès le principe, au lieu d'être localisée, circonscrite, la maladie a été au contraire très-disséminée, en sorte que les premiers cas doivent être recherchés sur la carte aux extrémités les plus opposées, et à la périphérie aussi bien qu'au centre.

Les pointages de M. Piaton ont été faits sur huit cartes de la Ville dont la première contient l'indication de tous les malades compris dans la période du 22 mars au 9 avril. Les malades de cette période, au nombre de 32, ont été ainsi répartis :

Centre de la Ville entre la rue Gentil et la rue de l'Annonciade. 8
   Entre la place Bellecour et la place Perrache. . . . 5
   Presqu'île au-delà de la place Perrache. 1
   Quai de l'Ouest. 3
   Vaise. 3
   Serin. 1
   Croix-Rousse 2
   Saint-Just. 1
   Brotteaux et Guillotière 8
Total... 32

Dans la seconde période, du 10 au 14 avril, les malades, au nombre de 53, ont été ainsi répartis :

Centre de la ville entre Bellecour et la rue Vieille-Monnaie. 28
   Entre la place Bellecour et la place Perrache. . . 8
   Quartier de l'Ouest. 1
   Vaise 1
   Port Neuville 5
   Brotteaux et Guillotière. 10
Total... 53

La troisième période, du 15 au 19 avril, comprend 125 malades dont la répartition est ainsi faite :

De Bellecour au cours du Midi................ 18
De Bellecour à la rue Neuve (limite nord) 30
Premier arrondissement..................... 28
Serin 2
Vaise 7
Quartier de l'Ouest........................ 16
Brotteaux et Guillotière................... 24

Total... 125

La quatrième période, du 20 au 24 avril, qui nous conduit jusqu'à la journée mémorable du 25 exclusivement, laquelle termine la marche ascendante de l'épidémie, comprend 222 malades, ainsi répartis:

De Bellecour au cours du Midi................ 23
De Bellecour à la rue Neuve (limite nord)...... 41
Presqu'ile au-delà du cours du Midi.......... 2
Premier arrondissement 55
Croix-Rousse, cours d'Herbouville, Grande-Rue
    Saint-Clair et Serin..................... 9
Vaise 11
Quartier de l'Ouest........................ 24
Brotteaux et Guillotière................... 57

Total... 222

La cinquième période (du 25 au 29 avril) comprend 247 malades, la sixième (du 30 avril au 4 mai) 144, la septième (du 5 au 10 mai) 79, et la huitième (du 11 mai au 30 juin) 126, dont 24 seulement sont du mois de juin.

Ces huit cartes partielles additionnées et fondues ont

servi à faire une carte générale de l'épidémie, dans laquelle il est facile de distinguer de prime-abord les quartiers où la maladie s'est plus particulièrement propagée.

En premier lieu, il faut placer la presqu'île Lyonnaise, dans toute son étendue, depuis les Terreaux jusqu'à Perrache. On voit notamment une grande concentration de malades le long des quais, non seulement dans la presqu'île proprement dite, mais encore en amont, c'est-à-dire sur le quai Saint-Vincent (rive gauche de la Saône) et sur le quai Saint-Clair) rive droite du Rhône). Les quais extérieurs à la presqu'île, ceux de la Saône (rive droite), en y comprenant Vaise, St-Jean et Saint-Georges, n'ont pas été plus ménagés. Ceux du Rhône (rive gauche) sont dans le même cas, et les malades abondent aux Brotteaux et à la Guillotière, entre le Rhône d'un côté, le lac de la Tête-d'Or, les fossés d'enceinte et la Rize de l'autre.

En d'autres termes, c'est dans les parties basses de la ville et principalement le long des cours d'eau, ou dans leur voisinage, que la population atteinte parait au premier coup d'œil avoir été la plus nombreuse et la plus compacte.

Mais nous ne pouvions pas nous borner à ces apparences, et nous avons dû rechercher le chiffre exact de tous ces groupes de malades et le comparer à la population, non seulement dans les arrondissements dont le nombre est trop restreint et l'étendue trop grande pour offrir des variétés suffisantes et fournir assez de points de comparaisons, mais encore dans les plus petites circonscriptions, dans les quartiers représentés par chacune des

Tableau A. Nombre et Répart. proportionnelle des Malades dans la Ville.

Arrondissements et Sections.	Nombre de Cas de Fièvre Typhoïde.		Population Municipale (ne comprenant pas la Garnison, les Collèges, les Hôpitaux et Hospices, les Communautés Religieuses, les Prisons, etc.)		Rapport du nombre de Cas de Fièvre Typhoïde. à la Population	
	par Section.	par Arrond.	par Section.	par Arrondissement	par Section.	par Arrondissement.
1ᵉʳ Arrondissement — 1ère Section	75		9 023 hab.ᵗˢ		0,83 p. % hab.ᵗˢ	
2ᵉ —	6		9 028		0,06 "	
3ᵉ —	5	236	9 508	54 988	0,05 "	0,42 p. % hab.ᵗˢ
4ᵉ —	38		9 115		0,41 "	
5ᵉ —	84		9 283		0,96 "	
6ᵉ —	78		9 031		0,86 "	
2ᵉ Arrondissement — 7ᵉ Section	60		9 089		0,66 p. % hab.ᵗˢ	
8ᵉ —	65		8 899		0,73 "	
9ᵉ —	41		9 014		0,45 "	
10ᵉ —	16	297	7 559	65 575	0,21 "	0,45 p. % hab.ᵗˢ
11ᵉ —	32		7 842		0,40 "	
12ᵉ —	28		7 620		0,36 "	
13ᵉ —	22		7 777		0,28 "	
14ᵉ —	33		7 775		0,42 "	
3ᵉ Arrondissement — 15ᵉ Section	"		6 137		0,00	
16ᵉ —	"		7 241		0,00	
17ᵉ —	11		8 572		0,12 p. % hab.ᵗˢ	
18ᵉ —	14		8 652		0,16 "	
19ᵉ —	15	136	8 120	63 925	0,18 "	0,21 p. % hab.ᵗˢ
20ᵉ —	38		8 251		0,46 "	
21ᵉ —	26		8 337		0,31 "	
22ᵉ —	32		8 615		0,37 "	
6ᵉ Arrondissement — 23ᵉ Section	26		8 416		0,30 p. % hab.ᵗˢ	
24ᵉ —	30		7 648		0,39 "	
25ᵉ —	23	141	8 924	40 180	0,25 "	0,35 p. % hab.ᵗˢ
26ᵉ —	28		9 075		0,30 "	
27ᵉ —	34		6 117		0,55 "	
4ᵉ Arrondissement — 28ᵉ Section	11		8 710		0,12 p. % hab.ᵗˢ	
29ᵉ —	7	28	8 240	32 743	0,08 "	0,08 p. % hab.ᵗˢ
30ᵉ —	3		8 069		0,03 "	
31ᵉ —	7		7 724		0,09 "	
5ᵉ Arrondissement — 32ᵉ Section	42		9 289		0,45 p. % hab.ᵗˢ	
33ᵉ —	27		8 333		0,32 "	
34ᵉ —	33	167	8 711	43 896	0,37 "	0,38 p. % hab.ᵗˢ
35ᵉ —	37		8 169		0,45 "	
36ᵉ —	28		9 394		0,29 "	
	1,005	1005	301,307	301,307		

trente-six sections électorales dont le recensement de 1872 a fait connaître la population respective.

Ce travail, résumé dans le tableau ci-joint (*tableau A*), a été exécuté à la voirie, sous la direction de M. Gobin, ingénieur en chef du service municipal, qui a mis la plus grande obligeance à nous aider de sa coopération.

Toutefois, il ne faut pas oublier que cette répartition et ces divers calculs ont été faits en prenant pour base le chiffre de 1005 malades, tandisque l'épidémie en a effecté en réalité un bien plus grand nombre. On verra plus loin en quoi ces résultats sont défectueux, et dans quelle mesure il serait possible de les coriger en s'aidant des résultats, un peu différents, fournis par la répartition des décédés, dont la liste est plus complète, et en procédant, au moins par approximation, au dénombrement général des malades de l'épidémie.

Quoi qu'il en soit, d'après ce tableau, chaque arrondissement et chaque quartier a sa place, et tous pourraient être classés par numéro d'ordre.

Dans cette classification, c'est le second arrondissement qui occupe le premier rang avec une proportion de malades de 0,45 pour 100 habitants. Les sections de cet arrondissement qui ont offert le plus de malades proportionnellement à la population sont la 8e (Mont-de-Piété, 0 75 %) et la 7e (la Bourse, 0, 66 %). Un second groupe est formé par les sections qui en ont présenté un peu moins, la 5e (Hôtel-Dieu, 0,45 %), la 14e (Arsenal 0,42), la 11e (Bellecour, 0,40 %) et la 12e (Ainay 0,36%), un troisième groupe comprend les sections qui ont peu souffert, au nombre de deux seulement, la 13e (Perrache 0,28 %) et la 10e (la Charité 0,21 %); et si cet arrondissement, dans son ensemble, l'emporte un peu sur le suivant, c'est à cause de la manière soutenue, sinon tout à fait uniforme, dont ses diverses parties ont été affectées.

Le premier arrondissement (0,42 %), suit de très-près le deuxième. C'est là que se trouvent les sections les plus frappées, la 6e (les Terreaux 0,86 %) et la 1re (Port Neuville, Saint-Vincent 0,83 %). Mais par compensation cet arrondissement qui, partant de Saint-Nizier et du Lycée, remonte assez haut pour comprendre toutes les pentes méridionales de la Croix-Rousse, puisqu'il est limité au nord par la ligne du Boulevard prolongé jusqu'au Rhône et à la Saône, contient deux sections, la 3e (Saint-Bernard 0,05 %) et la 2e (Chartreux 0,06), à peu près complétement épargnées. Il doit son infériorité à cette espèce de dualisme, à cette situation intermédiaire grâce à laquelle, en même temps qu'il avait un pied dans l'épidémie, et même à son foyer le plus actif, il avait l'autre presque entièrement en dehors.

Le cinquième arrondissement (0,38 %) vient en troisième ligne. La 32e section (Vaise 0,45 %), la 35e (Métropole 0,45 %) et la 34e (Saint-Paul 0,37 %), sont celles qui comptent le plus de malades. Les autres, la 33e (Loyasse 0,32 %) et la 36e (Saint-Georges, Saint-Just, Saint-Irénée 0,29 %), en ont un peu moins ; mais si toutes sont sensiblement atteintes quoique situées en grande partie sur la colline, c'est qu'elle descendent toutes jusquà la Saône, et c'est le quai avec les zônes basses contiguës, depuis Vaise jusqu'à la Quarantaine, qui leur a fourni le plus fort contingent.

Le sixième arrondissement (0,35 %) occupe le quatrième rang. Plusieurs des sections qui le composent ont été
assez fortement atteintes, la 27ᵉ (la Rédemption 0,55 %)
et la 24ᵉ (la Tête-d'Or 0,39 %); les autres, la 26ᵉ (les
Brotteaux 0,30 %), la 23ᵉ (les Dominicains 0,30 %) et la
25ᵉ (Saint-Pothin 0,25, %), ne l'ont pas été beaucoup
moins, et cet arrondissement est de ceux qui ayant fourni
à l'épidémie le sol le moins accidenté et l'assiette la plus
régulière, ont éprouvé ses effets de la manière la plus
uniforme.

Le troisième arrondissement (0,21 %) se place après
le sixième, mais à un intervalle assez marqué. D'ailleurs
il est contigu à ce dernier avec lequel il a, dans certaines
de ses parties, la plus grande ressemblance topographique. La 20ᵉ section (la Guillotière 0,46 %) est fortement atteinte ; la 22ᵉ (la Part-Dieu 0,37 %) et la 21ᵉ (Immaculée-Conception 0,31 %), ont encore une proportion
moyenne de malades, mais ceux-ci diminuent beaucoup
à mesure qu'on s'éloigne du centre de la Ville en allant
à l'est et au sud ; et même on peut dire que cet arrondissement, lui aussi, est à cheval sur les limites de l'épidémie, car deux de ses sections, situées il est vrai en dehors
des fortifications, la 15ᵉ (Saint-Vincent-de-Paul) et la
16ᵉ (Monplaisir, la Villette) n'en ont pas présenté un seul.
C'est qu'ici nous ne sommes pour ainsi dire plus à Lyon,
mais dans la banlieue.

En dernier lieu vient le quatrième arrondissement
(0,08 %), à une grande distance de tous les autres. Plusieurs sections de cet arrondissement, la 30ᵉ (Saint-Denis
0,03 %), la 29ᵉ (la Croix-Rousse 0,08 %) et la 31ᵉ (Serin,

St-Charles, Saint-Augustin 0,09 %) n'ont eu qu'un nombre très-faible de malades : toutes ces sections occupent le plateau ou les pentes latérales de la Croix-Rousse. La 28e section (Saint-Eucher 0,12 %), quoique bien ménagée aussi, en a compté davantage ; c'est que ce quartier comprend le cours d'Herbouville depuis le pont Saint-Clair jusqu'à la Boucle, et que là encore on s'est trouvé sous cette influence épidémique prédominante qu'ont dû subir les parties basses de la cité (*carte I*).

Enfin ces divers quartiers, où l'on a cherché à comprendre le même nombre d'habitants, n'ont pas tous tant s'en faut la même étendue, et quelques-uns, pour avoir une population suffisante, ont dû embrasser une très-grande superficie de terrain. Ceux qui sur la superficie la plus petite présentent le plus grand nombre d'habitans, et dont par conséquent la population a le plus densité, ont été en général les plus frappés : On peu s'en assurer par l'examen de la carte de l'épidémie. Toutefois il y a eu des exceptions assez remarquables, et pour classer tous les quartiers, en prenant pour base ce nouvel élément, il faudrait avoir des renseignements précis et qui nous manquent sur leur population spécifique.

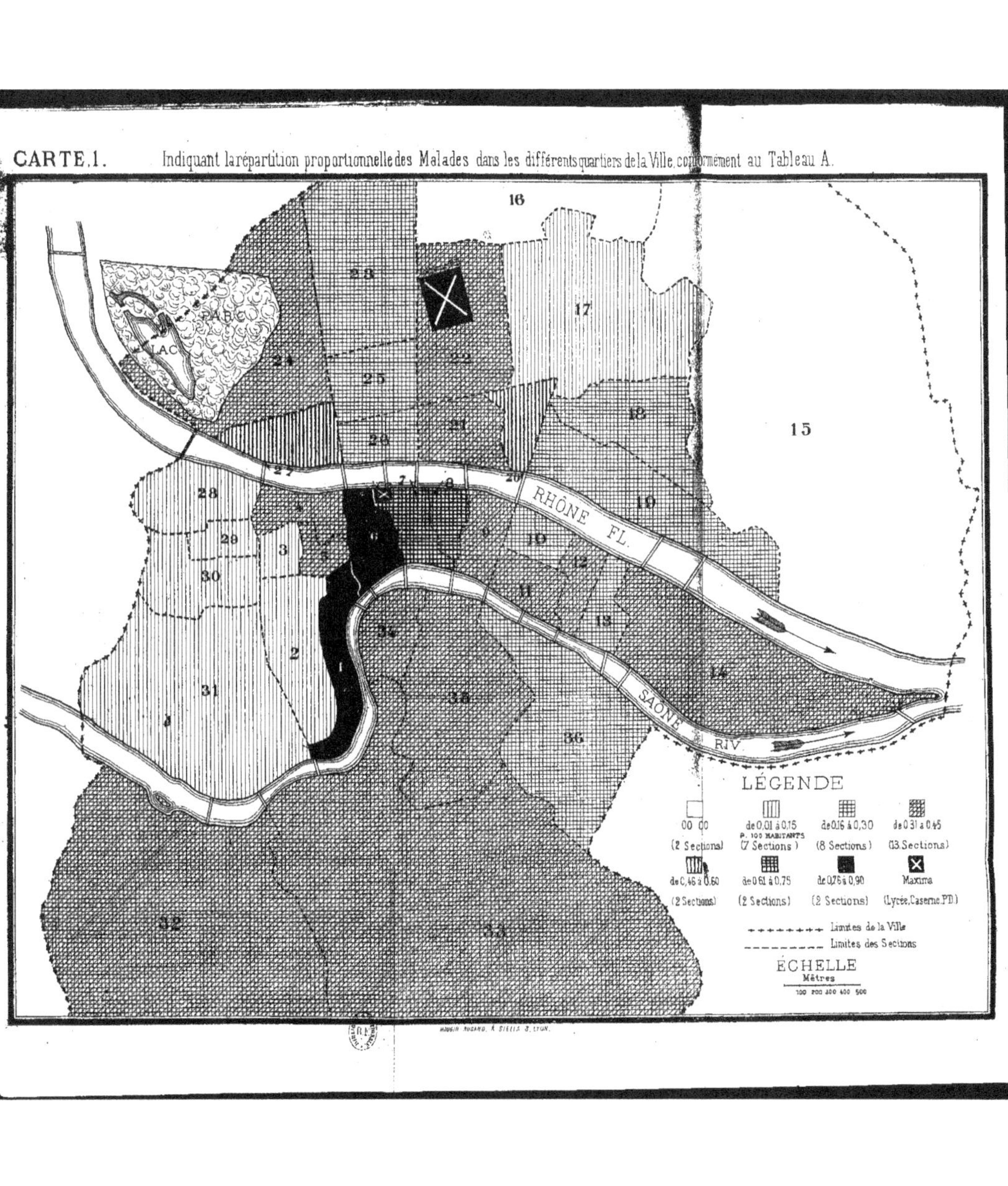
16
23
17
24
22
25
18
21
15
26
28
7
8
20
RHÔNE FL.
29
3
19
19
30
12
11
2
13
1
31
3*
14
38
36
SAÔNE RIV
PARC
LAC
32
33

LÉGENDE
00 00
(2 Sections)
de 0,01 à 0,15
P. 100 HABITANTS
(7 Sections)
de 0,16 à 0,30
(8 Sections)
de 0,31 à 0,45
(13 Sections)
de 0,46 à 0,60
(2 Sections)
de 0,61 à 0,75
(2 Sections)
de 0,76 à 0,90
(2 Sections)
Maxima
(Lycée, Caserne, PD.)
Limites de la Ville
Limites des Sections
ÉCHELLE
Mètres
100 200 300 400 500

CHAPITRE II.

**Des caractères principaux de la maladie,
de la mortalité et du traitement.**

Dans les premiers jours de l'épidémie il y eut un peu d'hésitation parmi les médecins sur la nature des symptômes présentés par les malades, et pendant quelque temps on ne sut pas s'il fallait rattacher tous les cas à la fièvre typhoïde, ou si on n'avait pas affaire à des fièvres catarrhales et même, pour une certaine part, au typhus. Mais bientôt toute incertitude cessa, car la maladie ne tarda pas à prendre, soit au début, soit dans les périodes ultérieures, les principaux caractères de la véritable dothinentérie.

Période de début. Dans la très-grande majorité des cas les premiers symptômes de la maladie ont consisté en céphalalgie, courbature, inappétence.

Chez quelques malades les douleurs s'irradiaient dans la nuque, au cou, ou même le long de la colonne vertébrable ; chez d'autres la prostration sourtout était très-grande. La fièvre a souvent débuté par un frisson bien caractérisé ; elle a été d'emblée continue avec des rémittences. La température s'élevait graduellement de manière à atteindre, le troisième ou le quatrième jour, par des oscillations ascendantes, 40 et parfois 41°. Les épistaxis ont été très-fréquentes; c'est un des symptômes du début sur lequel on a le plus insisté dans les statistiques, sans qu'il ait eu, cependant, aucune gravité particulière.

M. Gromier, comme nous l'avons vu plus haut, a noté de cas de fièvre typhoïde dont le début a été brusque est s'est annoncé subitement par une syncope; d'autres observateurs, MM. Bondet, Perroud, Rambaud , ont vu aussi la maladie débuter par la syncope, et, en général, c'étaient les formes graves de la fièvre typhoïde qui commençaient ainsi.

On a prétendu que certains malades avaient présenté, dès le premier jour, une température de 40 et 41°. Ces faits, comme toutes les exceptions, auraient eu besoin d'être observés avec la plus rigoureuse exactitude, car la règle est que la température ne s'élève que progresivement, d'un degré environ chaque jour.

Plus souvent c'est une lenteur, quelquefois très-grande dans le développement de la maladie, qui a été constatée dans la dernière épidémie. « Parmi les traits particuliers de l'épidémie, nous signalerons, dit **M.** Perroud, la longueur de la période d'invasion. C'est souvent après huit, dix, ou quinze jours d'embarras gastrique, avec fièvre et malaises généraux, que l'affection prend des allures plus sérieuses, et que le sujet est obligé de s'aliter, alors que, jusqu'à ce moment, on avait pu penser n'avoir affaire qu'à un simple état saburral des premières voies. » (*Lyon médical*, mai 1874, p. 10).

Périodes ultérieures. En général la maladie s'est prononcée complétement dans les 5 ou 6 premiers jours, et les symptômes présentés par les malades, soit du

côté des voies digestives, soit dans l'ensemble de l'éco-
nomie, ont été ceux de la fièvre typhoïde ordinaire. Les
épistaxis ont continué à se produire, même passé la
période d'invasion. La fièvre, l'état saburral et la sécheresse de la langue, les fuliginosités des lèvres et des
gencives, la diarrhée, le ballonnement du ventre, le
gargouillement de la fosse iliaque, les taches rosées, la
stupeur n'ont manqué, on peut le dire, à un degré ou à
autre, chez aucun malade.

La langue, dans un certain nombre de cas, à eu ceci
de particulier qu'au lieu de s'effiler et de se sécher, elle
est au contraire restée large et étalée, portant à son
pourtour les empreintes des dents, et recouverte d'un
enduit saburral très-épais, jaunâtre ou grisâtre (Perroud).

La rate n'a pas présenté la tuméfaction, d'habitude
très-appréciable, qui accompagne généralement la fièvre
typhoïde. En revanche, les symptômes thoraciques ont
été, toutes proportions gardées, beaucoup plus pro-
noncés dans cette épidémie qu'ils ne le sont dans les
cas ordinaires. C'est au point, comme nous l'avons déjà
dit, que, dans le principe, quelques praticiens crurent
avoir affaire à une épidémie de fièvre catarrhale, de
grippe, plutôt que de dothinentérie.

Cette prédominance des localisations broncho-pul-
monaires a été constatée par la plupart des praticiens
soit en Ville, soit dans les Hôpitaux. M. Gromier l'a vue
chez les élèves du Lycée, M. Alix chez les malades des
hôpitaux militaires. On l'a signalée aussi à l'Hôtel-Dieu,
à la Croix-Rousse et à la Charité. « Presque tous les malades, dit M. Perroud, ont eu des bronchites. La poitrine

était pleine de râles sonores et humides qu'accompagnait une toux souvent fatigante : dans quelques cas même, et en dehors de toute intervention hydrothérapique, de véritables pneumomies sont survenues. »

Parmi les éruptions cutanées , sans parler des taches rosées qui ont été à peu près constantes et dont plusieurs observateurs ont noté, dans certains cas, l'extrême confluence (Colrat, Mayet), on a signalé les pétéchies, les sudamina, le purpura.

Du côté du système nerveux outre la stupeur, le vertige, le bourdonnement d'oreille, la cophose, la titubation et la divagation, on a noté un délire parfois très-prononcé et semblable à celui de la méningite. « Les formes délirantes que j'ai observées, dit M. Soulier, ont été très variées : ici, chez une jeune fille, la forme hystérique ; là, la forme maniaque, avec hallucinations, refus des aliments ; enfin la forme habituelle de la méningite cérébro-spinale.» (Société de médecine, séance du 4 mai 1874). M. Alix a signalé à l'hôpital militaire un cas de dothinentérie qui en avait imposé pour cette dernière maladie, non seulement à cause du délire, mais par suite de contractures tétaniques des muscles des gouttières vertébrales.

La température a fourni aussi des exceptions à la règle, et M. Perroud notamment a signalé des oscillations considérables, des écarts de 2 degrés à 2 degrés 1/2 entre les minima et les maxima quotidiens. M. Bondet a insisté sur une autre exception. « Le thermomètre, dit-il, accusait presque toujours une température de 39, 40 ou même 41°. Au lieu de présenter les rémissions et

les exacerbations du matin et du soir, telles qu'elles ont
lieu d'habitude dans la dothinentérie, cette température
se modifiait dans le courant de la journée. Les malades
avaient, plusieurs fois par jour, des alternatives de pâleur
et de rougeur, et les recherches thermométriques faites
à des intervalles de quelques heures donnaient souvent
des différences notables, qui atteignaient parfois plus
d'un degré. D'une façon générale, cependant, l'exacerba-
tion vespérine ne faisait pas défaut: c'est le soir presque
toujours que les malades présentaient leur maximum
thermométrique.» (*La fièvre typhoïde à Lyon*,1874,p. 6).

La température, au total, a été plus élevée qu'on n'a
l'habitude de la trouver dans la fièvre typhoïde. A la
Charité, plusieurs enfants ont eu 42°, et la plupart,
avec 41°, ne paraissaient pas trop gravement indisposés.
« Chez ces malades, dit M. Perroud, le pouls avait à peine
92 à 96 pulsations par minute ; on constatait seulement
de l'abattement sans prostration, et lorsqu'on inter-
rogeait le thermomètre, on était étonné de trouver ces
températures si élevées. »

Dans quelques cas on a observé de véritables températures de collapsus (Gromier, Chavanne), lesquelles, il
est vrai, n'ont pas duré, et se sont assez rapidement réta-
blies au degré habituel et moyen.

Tous les malades avaient la sensation d'une chaleur
extrême ; la peau était sèche et brûlante. Il y a eu
cependant des cas où des sueurs profuses se sont au
contraire produites, soit d'une manière continue, soit
en alternant avec l'aridité et la sécheresse du tégument
(Bondet, Rambaud).

Formes de la maladie. Dans les statistiques qui nous ont été remises, les formes de la maladie sont généralement divisées en forme légère et forme grave. Sur 696 cas où cette classification a été adoptée, 365 sont notés comme légers et 335 comme graves. La répartition est ainsi faite suivant les sexes :

	hommes.	femmes.	totaux.
forme bénigne	159	202	361
— grave	143	192	335
	302	394	696

Avec la préférence donnée à cette division dichotomique on a négligé de faire une désignation suffisante des autres formes de la maladie qui, d'ailleurs, ont toutes été observées.

La forme latente, qui accomplit une partie de son évolution chez des malades à peine alités, et qui sous une bénignité apparente cache parfois un grand danger, a été mentionnée 11 fois et n'a compté qu'un décès.

La forme abdominale est celle qui a prédominé ; elle n'est pas sans avoir, pour l'ordinaire, une certaine gravité et elle se complique souvent d'adynamie ; mais c'est elle qui compose la majeure partie des cas légers désignés plus particulièrement dans les feuilles statistiques sous le nom de fièvre muqueuse. On a aussi observé, comme nous l'avons dit, en très grande proportion, la forme pectorale, et enfin la plus grave de toutes, la forme cérébrale (ataxique, ataxo-adynamique).

Le nom de forme circulatoire a été donné au petit groupe de fièvres typhoïdes qui ont été caractérisées par la tendance à la syncope (Soulier). Peut-être conviendrait-il aussi de donner le nom de forme arthritique au groupe plus nombreux dans lequel des douleurs musculaires ou même articulaires ont signalé le début et surtout les périodes terminales de la maladie.

Dans tous les cas de mort suivie d'autopsie on a trouvé, soit dans l'intestin, soit dans les autres organes, les lésions caractéristiques de la fièvre typhoïde : gonflement, ulcération, gangrène des plaques de Peyer et des glandes de Brunner, ramollissement de la muqueuse intestinale, adénite mésentérique, etc. (Chavanne, Société de médecine, séance du 4 mai et du 1er juin 1874, et Mayet, *Gazette hebd. de médecine*, août 1874, p. 543).

Durée. Nos renseignements sur la durée de la maladie portent sur 617 cas. Elle a été :

De moins de 10 jours dans	20 cas.
De 11 à 15	51
De 16 20	97
De 21 25	108
De 26 30	75
De 31 35	103
De 36 40	51
De 41 45	32
De 46 50	42
De 51 55	10
De 56 60	7
De 61 65	17
De 66 70	1
De 71 75	2
De 76 90	1
	617

Convalescence, rechutes. La convalescence, comme on peut en juger par le tableau qui précède, est survenue en général au bout de 3 à 5 septénaires. Elle a coincidé avec la disparition graduelle des phénomènes fébriles et s'est annoncée par la défervescence matinale et le retour du sommeil et de l'appétit.

Il y a eu des cas où la température, après s'être abaissée le matin à 38 ou 37° 1/2, remontait le soir à 39 1/2 et 40°, pendant dix ou quinze jours encore, ce qui établissait une période intermédiaire entre le commencement de la convalescence et la défervescence complète. Chez la plupart des malades, le pouls a été en rapport avec la température, mais chez quelques-uns il est resté fréquent et au-dessus de 100, même après le retour de celle-ci au degré normal.

Mais ce qui a été surtout noté, dans la dernière épidémie, à la période terminale de la fièvre et dans la convalescence, c'est un état algésique localisé particulièrement aux extrémités, ayant parfois les caractères d'une véritable arthralgie, et dont une variété a été décrite sous le nom d'œdème douloureux des pieds. La douleur paraissait siéger à la peau, car le moindre attouchement arrachait des cris aux malades.

Les mouvements produisaient aussi la même sensation, mais à un moindre degré. Le gonflement n'était pas très-considérable, et la résolution s'est toujours faite assez vite et complétement. Cet œdème douloureux parait avoir été exclusivement observé chez les malades traités par les bains froids (Chavanne, Français, Mayet, Soulier).

On a signalé également des phénomènes arthritiques mieux accusés, des douleurs articulaires analogues aux douleurs rhumatismales, accompagnées parfois de contractures musculaires, et qui, après avoir duré pendant les 8 ou 15 premiers jours de la convalescence, disparaissaient complétement sans laisser de traces.

Enfin des douleurs musculaires, siégeant dans les parois abdominales le long des muscles droits, ou à la poitrine dans la direction des espaces intercostaux, comme les douleurs pleurodyniques, ont été aussi notées par divers observateurs (Colrat, Poullet, Vernay), chez des malades qui n'avaient pas été soumis à l'action du froid, douleurs qu'il a semblé naturel de rattacher au contraire à une influence thermique exercée par la fièvre sur la fibre musculaire.

Les rechutes ont été très-fréquentes dans la dernière épidémie et c'est chez les enfants qu'elles se sont produites le plus souvent. Sur les 74 petits malades qu'il a traités à la Charité, M. P. Meynet a eu 9 rechutes, la quatrième semaine de la maladie, alors que la température était descendue, le soir, à 38°, depuis 4 à 5 jours déjà. Ces rechutes sont notées 12 fois dans nos feuilles statistiques, où on les attribue généralement à des indigestions.

Complications. Voici le tableau des principales complications notées dans la dernière épidémie, comprenant celles qui ont été suivies de mort et celles qui ont guéri.

| | COMPLICATIONS | | | | |
| | mortelles | | guéries | | |
	hommes	femmes	hommes	femmes	totaux
Péritonite	3	3	1	2	9
Hémorrhagie intest.	4	4	8	12	28
Pneumonie	5	3	3	8	19
Pleurésie.........	1	1	1	1	4
Diphthérie........	4	3	3	3	13
Escharres, Gangrène	2	1	2	3	8
Parotides.........	»	»	3	»	3
Phlébite..........	»	»	1	1	2
Érysipèle.........	»	1	»	»	1
Albuminurie	»	»	»	1	1
	19	16	22	31	88

La péritonite observée neuf fois, 4 fois chez l'homme et 5 fois chez la femme, et qui a été 6 fois suivie de mort, aurait été déterminée, dans la plupart des cas, par une perforation intestinale. On a constaté la perforation dans trois autopsies; dans un cas de péritonite mortelle observé par M. Mayet, celle-ci avait été occasionnée par la chute d'une escharre qui avait intéressé toute la paroi abdominale jusqu'au péritoine. M. Mayet (*loc. cit.* p. 605) rapporte également avec détail un cas de péritonite qui a guéri, bien que cette complication fût due à une perforation intestinale non douteuse.

L'hémorrhagie intestinale est la complication qu'on a

observée le plus fréquemment. Elle a été notée 28 fois (non compris les cas des hôpitaux militaires), 12 fois chez l'homme et 16 fois chez la femme. Elle a causé 8 fois la mort, 4 fois chez l'homme et 4 fois chez la femme. On manque de renseignements précis sur l'époque où cette complication s'est montrée, mais selon toute apparence un certain nombre de ces cas d'entérorrhagie se seraient déclarés avant le troisième septénaire de la fièvre.

La Pneumonie s'est montrée aussi avec une grande fréquence. On a rencontré souvent la pneumonie fibrineuse, qui est pourtant très-rare en général dans la fièvre typhoïde. Cette complication a été signalée 19 fois, 8 fois chez l'homme et 11 fois chez la femme. Elle a été mortelle dans 8 cas. Ces pneumonies sont survenues tantôt au début et tantôt à une période plus avancée de la dothinentérie. Un certain nombre étaient doubles, mais d'autres n'affectaient qu'un seul poumon.

La pleurésie a été notée 4 fois, et elle a causé la mort 2 fois. Dans ces deux cas, la pleurésie était purulente, ainsi que l'a démontré l'autopsie. Dans un cas terminé par la guérison, on avait aussi affaire à un épanchement purulent et reconnu tel au moment de la thoracentèse qui fut pratiquée avec succès. Dans le quatrième cas l'épanchement s'est résorbé en 15 jours.

La diphthérie a été signalée 13 fois, sans compter les cas observés dans les hôpitaux militaires et qui ont été assez nombreux. Sur ces 13 cas (7 chez l'homme et 6 chez la femme) la mort a eu lieu 7 fois (4 fois chez l'homme et 3 fois chez la femme).

En général la diphthérie a débuté par le pharynx, sans s'annoncer par aucun symptôme saillant, et souvent le médecin l'a découverte pour ainsi dire à l'improviste, en faisant un examen de simple précaution. Dans d'autres cas la température se maintenait à un degré élevé sans que rien d'anormal, si ce n'est la complication diphthéritique, fût de nature à expliquer cet excès de caloricité.

Du pharynx, la diphthérie s'est parfois propagée au larynx et aux bronches et a determiné la mort par des phénomènes mécaniques d'asphyxie. Dans plusieurs cas la trachéotomie a été faite sans succès (une fois à la Charité et une fois à l'Hôtel-Dieu). Plusieurs malades ont succombé sans présenter les symptômes ordinaires de l'asphyxie pulmonaire ou laryngée, et dans un état de simple adynamie, surtout dans les hôpitaux militaires ; chez ces malades, on a pensé que la diphthérie avait causé la mort en donnant lieu à une absorption infectieuse. Néanmoins cette complication dans la dernière épidémi e n'a pas paru contagieuse ; d'autre part, elle a été rare chez les enfants : à la Charité, un seul malade a présenté des fausses membranes, c'est celui qui est mort après avoir été trachéotomisé.

Le plus souvent à l'autopsie on a constaté l'existence de fausses membranes se prolongeant du pharynx et des amygdales jusque dans les bronches. Quelquefois elles reposaient sur la muqueuse non ulcérée ; mais le plus souvent, au-dessous des fausses membranes, on trouvait des ulcérations très manifestes.

Les escharres, les *parotides*, la *phlébite*, l'*érysipèle* et l'*albuminurie* n'ont présenté aucune particularité saillante et ont suivi leur marche habituelle.

Enfin la fièvre typhoïde, dans la dernière épidémie, a été notée 8 fois chez des femmes enceintes : chez 3 d'entr'elles l'avortement a eu lieu dans le cours de la maladie et à une époque de la gestation qui n'est pas déterminée ; chez une autre, qui était au 8e mois, il y eut accouchement prématuré ; chez les quatre autres la fièvre typhoïde n'a eu aucune influence sur la grossesse dont le cours régulier n'a pas été interrompu.

Mortalité. Les causes pathologiques qui ont amené la mort n'ont été indiquées que 57 fois, et encore d'une manière parfois bien insuffisante. La plupart figurent déjà au tableau des complications ; mais les voici toutes réunies.

CAUSES DE LA MORT	HOMMES	FEMMES	TOTAUX
Ataxo-adynamie	5	13	18
Perforation intestinale	2	2	4
Hemorrhagie intestinale	4	4	8
Pneumonie	5	3	8
Bronchite	2		2
Pleurésie	1	1	2
Gangrène, Suppuration prolongée	2	1	3
Diphthérie	4	3	7
Erysipèle		1	1
Rhumatisme		1	1
Mort subite	2	2	4

Le moment de la maladie où la mort a eu lieu a été noté dans 99 cas. Elle est survenue à des époques très-variées :

Le 4e jour de la maladie....................	2 fois
8e..	6
9e..	7
10e.......................................	6
11e.......................................	3
12e.......................................	8
14e.......................................	2
15e.......................................	12
16e.......................................	1
18e.......................................	8
19e.......................................	1
20e.......................................	5
21e.......................................	3
22e.......................................	4
23e.......................................	3
24e.......................................	2
25e.......................................	6
28e.......................................	2
29e.......................................	1
30e.......................................	7
37e.......................................	2
40e.......................................	3
43	1
45e.......................................	2
57e.......................................	1
103e......................................	1
	99

La mortalité d'après nos documents statistiques a été répartie de la manière suivante :

	hommes.	femmes.	totaux.
Hôtel-Dieu...............	14	22	36
Croix-Rousse	7	5	12
Charité..................	6	»	6
H^{al}·-Militaire de la Charité.	43	»	43
Collinettes..............	4	»	4
Lycée...................	11	»	11
Ville...................	18	29	47
	103	56	159

L'épidémie que nous venons de traverser a eu ceci de particulier que tout un groupe de malades a été atteint presque simultanément et dès le début de l'épidémie, c'est le groupe formé par les 70 élèves du Lycée qui pour une bonne part, d'ailleurs, ont été traités hors de Lyon. Sur ces 70 malades il y a eu 11 décès, et par conséquent une mortalité de 15, 71 %. C'est une des plus fortes de nos relevés, et elle confirme ce qui a été dit de la gravité particulière de certaines explosions épidémiques, gravité plus grande en général au commencement qu'à la fin des épidémies.

Dans les hôpitaux militaires, il y a eu 47 décès ; le nombre des malades avait été de 461. La mortalité a été ainsi répartie :

126e de ligne   10 décès.
10e hussards.   8
12e cuirassiers   6
27e de ligne..   5
5e hussards..   4
Train des éq.   4
Autres régim^{ts} 10
—
47

Les régiments qui ont fourni ces dix derniers décès, chacun un, sont le 11ᵉ de ligne, le 16ᵉ, le 20ᵉ, le 88ᵉ, le 96ᵉ, le 105ᵉ, la gendarmerie, le 2ᵉ d'artillerie, le 16ᵉ et les ouvriers constructeurs.

Le groupe des malades militaires doit être conservé dans les tables de mortalité, car il se compose d'individus placés dans des conditions presque identiques et qu'on ne retrouve pas chez les autres catégories de malades. Dans ce groupe la mortalité a été de 10, 19 %. Mais il faut observer que les états des malades militaires qui nous ont été remis sont clos au 25 mai, et qu'à cette date il y avait encore dans les hôpitaux 169 restants dont la maladie n'était pas terminée et dont le sort par conséquent n'était pas encore fixé. Nous verrons en effet qu'à l'état civil plusieurs décès militaires causés par la fièvre typhoïde ont été enregistrés du 25 mai au 20 juin, et que le nombre total des morts s'est élevé à 59.

A l'Hôtel-Dieu et à la Croix-Rousse chez les hommes de différents âges (non compris l'enfance), au nombre de 135, il y a eu 21 décès, ce qui fait une mortalité proportionnelle de 15, 55 %.

Dans les mêmes hôpitaux, les femmes forment aussi une catégorie dont la mortalité doit être comptée à part. Le nombre des malades ayant été de 274, et le nombre des décès de 27, la mortalité est de 9, 86 %, beaucoup moindre par conséquent que celle des hommes.

A la Charité, les enfants, garçons et filles, tous au-dessous de 15 ans, constituent également un groupe naturel dont la mortalité a été proportionnellement très faible. Le nombre total des malades s'étant élevé à 109, le nombre des décès (en y comprenant même deux cas de mort par granulie) a été de 6 seulement : c'est une mortalité de 5, 50 %. Les décédés ont été fournis exclusivement par les garçons, et c'est l'heureuse série de 37 guérisons obtenues par M. Perroud chez 37 filles qui a le plus contribué à l'abaissement de la mortalité dans tous ces cas réunis de fièvre typhoïde infantile.

En ville, 875 malades de toutes les classes et de tous les âges (enfants, adultes et vieillards), 379 du sexe masculin et 496 du sexe féminin, ont fourni 47 décès (18 décès masculins et 29 féminins). La mortalité proportionnelle est donc de 4,75 %, pour le sexe masculin, de 5,84 %, pour le sexe féminin et de 5,37 %, pour tous les malades indistinctement.

Ces derniers résultats sont sans doute très-satisfaisants, mais s'il ne convient pas de les déprécier il ne faut pas non plus les exagérer. En tout cas, ils sont tels que nous les a présentés le dépouillement des listes mises à notre disposition. Dans ces listes nous avons vu qu'un certain nombre de malades gravement atteints avaient été transportés dans les hôpitaux ; la mortalité à domicile a dû bénéficier de cette mesure qui a au contraire surchargé la mortalité hospitalière. En outre, nous avons dû compter comme guéris, ou plutôt nous n'avons pas dû enregistrer comme morts, plusieurs malades classés dans les cas très-graves dont le sort est laissé incertain, et dont la trace se perd, soit qu'ils aient été envoyés à la campagne, soit qu'ils aient été traités successivement par plusieurs médecins, ceux-ci ne nous ayant pas tous fait parvenir leurs bulletins.

Quoi qu'il en soit, pour calculer la mortalité proportionnelle de l'épidémie, nous n'avons pas d'autre base que ces nombres dont quelques-uns, comme on le voit, seraient discutables, mais dont la somme totale est assez élevée pour atténuer beaucoup les inexactitudes partielles qui, du reste, étaient inévitables.

Le nombre des décédés de toutes nos statistiques réunies étant de 159 (103 hommes et 56 femmes), et le nombre correspondant des malades étant de 1924 (1117 hommes et 807 femmes), la mortalité proportionnelle est donc de 9,22 % pour le sexe masculin, de 6, 94 % pour le sexe féminin et de 8, 26 % pour tous les malades sans distinction.

Toutefois, pour savoir le véritable nombre des décédés de l'épidémie, de ceux qui sont inscrits dans nos statistiques et de ceux qui n'y figurent pas (parce qu'ils nous sont restés inconnus, ainsi que toute la série des malades dont ils sont la part de mortalité) nous avions les indications officielles de l'état civil. Beaucoup de nos confrères ont mis sans doute le plus grand empressement à nous envoyer leurs bulletins sanitaires ; mais plusieurs s'étant abstenus, il a dû en résulter une lacune que ces indications nous permettent précisément de combler.

Voici les décès imputés à la fièvre typhoïde et relevés sur les régistres de l'état civil de Lyon, du premier avril au 30 juin 1874 :

	hommes.	femmes.	totaux.
Hôpitaux civils	27	27	54
Hôpitaux militaires.......	59	»	59
Ville....................	65	84	149
	151	111	262

Age des Décédés

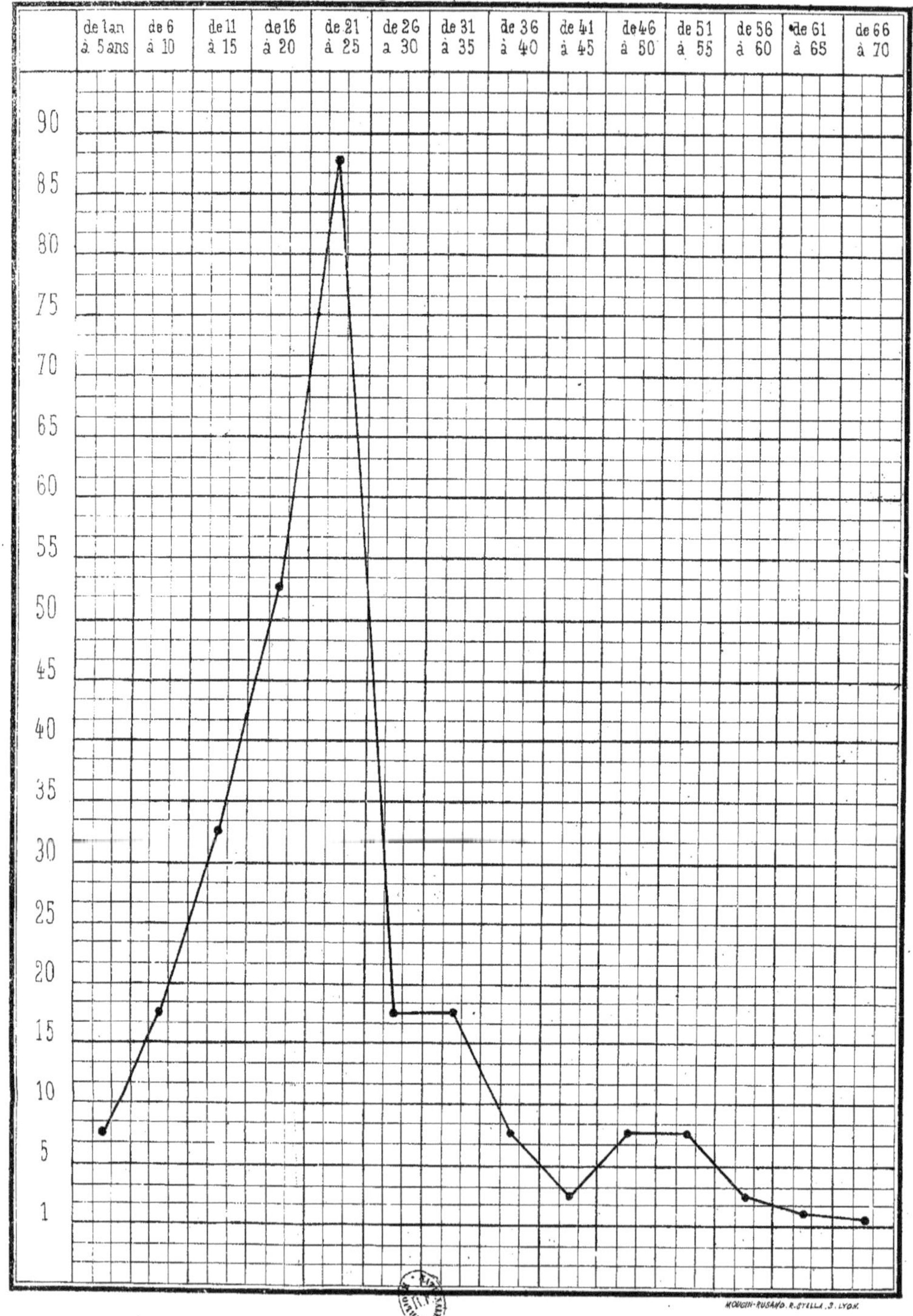

Les décès masculins sont, comme on le voit, plus nombreux que les décès féminins, et cela devait être (quoique la mortalité ait été plus faible chez les femmes), car il y a eu beaucoup plus de cas de maladie chez les hommes.

Quant à l'âge des décédés nous l'indiquons dans le tableau graphique ci-joint (*graphique IV*). Il est en con-cordance presque complète avec l'âge des malades en général (*voir graphique II*) ; de telle sorte que la mortalité, moins grande à la vérité chez les enfants, a été surtout en rapport avec le nombre des individus atteints aux différentes âges.

La période la plus chargée est celle de 21 à 25 ans ; le nombre des décès de cet âge est compris entre 85 et 90. Celle qui vient en seconde ligne est la période 16 à 20 ans, dans laquelle le nombre des décédés est encore considérable, quoiqu'il tombe entre 50 et 55.

L'écart est cependant beaucoup moins grand pour le nombre des décédés, entre ces deux périodes, que pour le nombre des malades tel qu'il est indiqué dans le graphique II. C'est qu'ici nous opérons sur la totalité des décédés, ce qui donne une exactitude rigoureuse à nos résultats, tandisque, pour ce qui concernait l'âge des malades, nous avions, comme nous l'avons dit, des indications beaucoup plus nombreuses pour la période de 21 à 25 ans que pour les autres.

Après les décédés de 16 à 20 ans, viennent ceux de 11 à 15 ans, dont le nombre est compris entre 30 et 35, et ceux de 6 à 10 ans, cotés entre 20 et 25. L'âge mur de 25 à 30 ans et de 31 à 35 ans n'a pas payé à la mort, pas plus qu'à la maladie, un aussi fort tribut que la jeunesse et l'enfance ; néanmoins le nombre des décédés de cet âge est compris entre 15 et 20. Ceux-ci diminuent beaucoup aux autres périodes de l'existence ; leur nombre tombe entre 5 et 10 (de 36 à 40 ans et de 46 à 50 ans) et finalement, aux autres âges, entre 1 et 5.

La mortalité, d'après ces tables officielles, a commencé le 3 avril, mais la série des décès épidémiques ne s'est établie d'une manière régulière et non interrompue que le 21, pour continuer jusqu'au 12 juin, terme qui, lui-même, est loin d'être absolu, car les décès s'échelonnent encore avec des intervalles jusqu'au 30.

C'est au 8 mai que se trouve le maximum des décès, il y en eût ce jour-là 14. En formant deux séries de quinze jours, dont l'une finirait et dont l'autre commencerait au 8 mai, exclusivement, on comprendrait dans chacune d'elles, à très peu de chose près, le même nombre de décédés ; on diviserait de cette façon le cycle nécrologique, ou du moins sa période principale et la plus mouvementée, en deux moitiés égales et semblables, comme nous avons pu le faire pour le cycle épidémique proprement dit. Et en général le tracé de la mortalité, tel que nous le figurons ici (*graphique V*), n'est pas sans concorder sous tous les rapports essentiels avec celui qui représente la marche de l'épidémie et auquel il est naturel de le comparer. (*Voir graphique III.*)

Mais pour mieux saisir la concordance de cette double chronologie, il faut s'aider de la statistique, à la vérité un peu trop restreinte, dans laquelle nous avons indiqué le moment de la maladie où la mort est survenue.

GRAPHIQUE V.
Décès
Avril
Mai
Juin

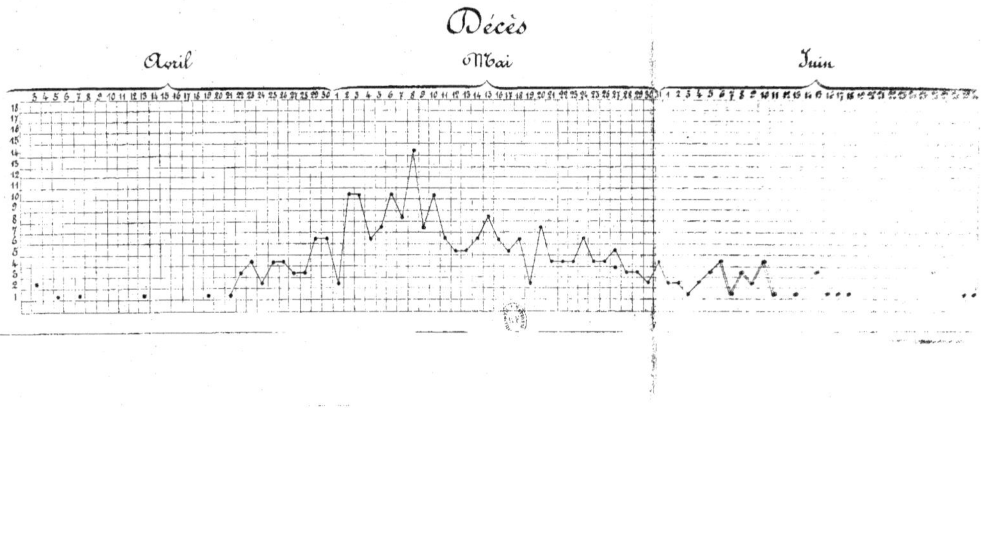

Tableau **B**. — Nombre et Répartition proportionnelle des Décès dans la Ville.

Arrondissements et Sections.	Nombre de Cas de Fièvre Typhoïde suivis de Mort.		Population Municipale (ne comprenant pas la Garnison, les Collèges, les Hôpitaux et Hospices, les Communautés Religieuses, les Prisons, etc.)		Rapport du nombre de Cas de Fièvre Typhoïde suivis de mort à la Population.	
	par Section.	par Arrondissement.	par Section.	par Arrondissement.	par Section.	par Arrondissement.
1er Arrondissement — 1re Section	6		9023 hab.ts		0,66 p.1,000 hab.ts	
2e	2		9028		0,22 "	
3e	3	25	9508	54988	0,31 "	0,45 p.1,000 hab.ts
4e	6		9115		0,66 "	
5e	2		9283		0,21 "	
6e	6		9081		0,66 "	
2e Arrondissement — 7e Section	6		9089		0,66 p.1,000 hab.ts	
8e	11		8899		1,23 "	
9e	8		9014		0,88 "	
10e	3	60	7559	65575	0,40 "	0,91 p.1,000 hab.ts
11e	7		7842		0,90 "	
12e	11		7620		1,58 "	
13e	6		7777		0,77 "	
14e	8		7775		1,03 "	
3e Arrondissement — 15e Section	"		6137		"	
16e	"		7241		"	
17e	"		8572		"	
18e	2	24	8652	63925	0,23 p.1,000 hab.ts	0,37 p.1,000 hab.ts
19e	6		8120		0,73 "	
20e	1		8251		0,12 "	
21e	10		8337		1,20 "	
22e	5		8615		0,58 "	
6e Arrondissement — 23e Section	5		8416		0,59 p.1,000 hab.ts	
24e	3		7648		0,39 "	
25e	4	42	8924	40180	0,45 "	1,04 p.1,000 hab.ts
26e	17		9075		1,87 "	
27e	13		6117		2,12 "	
4e Arrondissement — 28e Section	3		8710		0,34 "	
29e	"	7	8240	32743	"	0,21 p.1,000 hab.ts
30e	2		8069		0,25 "	
31e	2		7724		0,26 "	
5e Arrondissement — 32e Section	8		9289		0,86 p.1,000 hab.ts	
33e	2		8593		0,24 "	
34e	7	29	8711	43896	0,80 "	0,66 p.1,000 hab.ts
35e	7		8169		0,85 "	
36e	5		9394		0,53 "	
	187	**187**	**301,307 habitants**	**301,307 habitants**		

Ce n'est pas dès l'invasion, ni même près du début de la fièvre typhoïde, mais du 12e au 15e jour de son évolution, qu'ont eu lieu le plus de décès. Les oscillations du mouvement de la mortalité doivent donc retarder de 12 à 15 jours sur celles des tracés qui représentent la marche de l'épidémie et où les cas sont au contraire notés, autant qu'on a pu le faire, à l'origine, au début. Et, en effet, le maximum des cas de maladie s'étant rencontré le 25 avril, nous voyons que c'est au 8 mai seulement qu'échoit le maximum des décès, dont la série d'ailleurs se prolonge jusque vers le milieu, et même avec des interruptions jusqu'à la fin de juin.

Le domicile des décédés, relevé avec soin à l'état civil, a été pointé très exactement sur la carte de la ville, à la voirie, où l'on a bien voulu faire, pour la mortalité, les mêmes calculs que pour la maladie. Les individus morts dans les hôpitaux civils ont été restitués aux différents quartiers où ils étaient domiciliés au moment de tomber malades ; mais il a fallu laisser de côté quelques décédés, en petit nombre il est vrai, dont le domicile était en dehors de l'agglomération lyonnaise, ou manquait d'indication précise ; on a dû aussi éliminer les militaires désignés à l'état civil par régiment et non par caserne ; ce qui a réduit à 187 le nombre des décès causés par la fièvre typhoïde dont il a été possible de faire la répartition topographique.

Le tableau ci-joint indique le chiffre des décédés de chaque arrondissement et de chaque quartier, ainsi que le rapport de ces nombres avec la population (*tableau B*). Sans être d'une vérité absolue, il est d'une exactitude

plus grande que le tableau présenté plus haut (*tableau A*)
et qui est relatif au nombre et à la répartition des malades,
car les chiffres qui ont servi de base aux opérations se
raprochent beaucoup plus de la réalité. Aussi y a t-il
des différences entre les résultats numériques des deux
tableaux, et quelques circonscriptions placées à un rang
inférieur pour le nombre de malades, se trouvent-elles à
un rang plus élevé pour la mortalité et réciproquement.
Il ne faudrait pas attribuer trop vite ces discordances à
des influences locales, à une différence de gravité de la
maladie qui aurait été plus ou moins meurtrière sur certains points de la ville ; elles tiennent pour la plupart à
ce que l'état civil, comme nous l'avons dit, a fait connaitre
également les décédés de tous les quartiers, tandisque
les renseignements fournis sur les autres malades ont présenté, au contraire, des inégalités, et ont laissé, toutes
proportions gardées, plus d'inconnus dans certaines sections que dans d'autres.

Dans la classification des arrondissements, suivant
l'ordre de la mortalité, c'est le sixième qui, avec une
proportion de décédés de 1,04 pour 1000 habitants,
arrive en première ligne ; dans la classification d'après
le nombre des malades cet arrondissement n'avait que
le quatrième rang. L'écart est très-sensible, pourtant il
ne suffit pas pour prouver que la fièvre typhoïde ait eu
une gravité exceptionnelle aux Brotteaux, et que les cas
y aient été plus souvent mortels qu'ailleurs. Nous avons
dû faire des recherches dans nos feuilles statistiques et
nous avons reconnu que les choses pouvaient s'expliquer
autrement, c'est-à-dire, par la raison donnée précédem-

ment, car les médecins qui ne nous ont pas envoyé de liste de malades, tout en ayant signé des décès à l'état civil, ne sont précisément nulle part plus nombreux que dans cette circonscription.

Les sections qui tiennent la tête sont la 27ᵉ (la Rédemption 2,12 p. 1000) la 26ᵉ (les Brotteaux 1,87 p. 1000) et la 21ᵉ (Immaculée-Conception 1,20 p. 1000), contiguë à la précédente bien qu'attribuée au troisième arrondissement. Ces trois circonscriptions ne sont pas seulement situées sur les bords du Rhône, elles sont en outre avoisinées, la première surtout, par le lac de la Tête-d'Or et par les fossés d'enceinte; et, d'ailleurs, si la mortalité des Brotteaux est la première de toutes, elle ne l'emporte pas de beaucoup sur celle de la presqu'île.

Après le sixième arrondissement vient le deuxième. Les diverses sections de cet arrondissement, la 12ᵉ (Ainay 1,58 p. 1000), la 8ᵉ (Mont-de-Piété 1,23 p. 1000), la 14ᵉ (Arsenal 1,03 p. 1000) ; puis la 11ᵉ (Bellecour 0,90 p. 1000), la 9ᵉ (Hôtel-Dieu 0, 88 p. 1000), la 13ᵒ (Perrache 0,77 p. 1000), la 7ᵉ (la Bourse 0,66 p. 1000) et la 10ᵉ (la Charité 0, 40 p. 1000), ont eu toutes, sauf toutefois la dernière, une grande mortalité.

Aussi sans attacher trop d'importance à quelques discordances partielles, surtout très-frappantes à Ainay, et qui tiennent vraisemblablement partout à la même cause, peut-on dire que c'est surtout dans le nécrologe qu'on trouve la démonstration de cette donnée générale que la totalité de la presqu'île a été atteinte avec beaucoup de violence et, sauf sur deux ou trois points, avec une grande uniformité. En prenant, dans le premier arrondissement,

4

les trois sections qui en font partie avec les précédentes et qui la complétent, la 1re (Port Neuville, Saint-Vincent), la 4e (Saint-Clair) et la 6e (les Terreaux), on voit que toutes trois sont cotées au même nombre proportionnel (0,66 p. 1000), proportion qui, elle-même, est à peu près la moyenne générale de la presqu'ile.

Quant aux autres sections du premier arrondissement, elles font partie, comme nous l'avons dit, de la Croix-Rousse plutôt que de la Ville proprement dite, et on ne saurait classer convenablement toute cette circonscription sans la dédoubler.

Dans le cinquième arrondissement, la 32e section (Vaise 0,86 p. 1000), la 35e (Métropole 0,85 p. 1000), la 34e (Saint-Paul 0,80 p. 1000) ont eu beaucoup de décès. La 36e (Saint-Georges, Saint-Just, Saint-Irénée 0,53 p. 1000), et surtout la 33e (Loyasse 0,24 p. 1000), en ont eu beaucoup moins. Dans cette région de l'ouest aussi tout a été conforme à la règle, car c'est dans la vallée, au voisinage de la rivière que la mortalité, comme la maladie, s'est fait le plus sentir, et sur les hauteurs qu'elle s'est le moins appesantie.

L'accord entre les deux tableaux n'est pas moins complet en ce qui concerne le troisième et le quatrième arrondissement qui, ayant été aux derniers rangs pour le nombre proportionnel des malades, s'y trouvent également pour celui des décédés.

Cependant la 20e section (la Guillotière 0,12 p. 1000) n'a eu que 1 décès et la part de cette section dans la répartition des malades était de 38. Le chiffre réel des malades, qui ne peut pas avoir été moindre, a dû même,

CARTE.II,   Indiquant la répartition proportionnelle des décédés dans les différents quartiers de la Ville conformement au Tableau B.

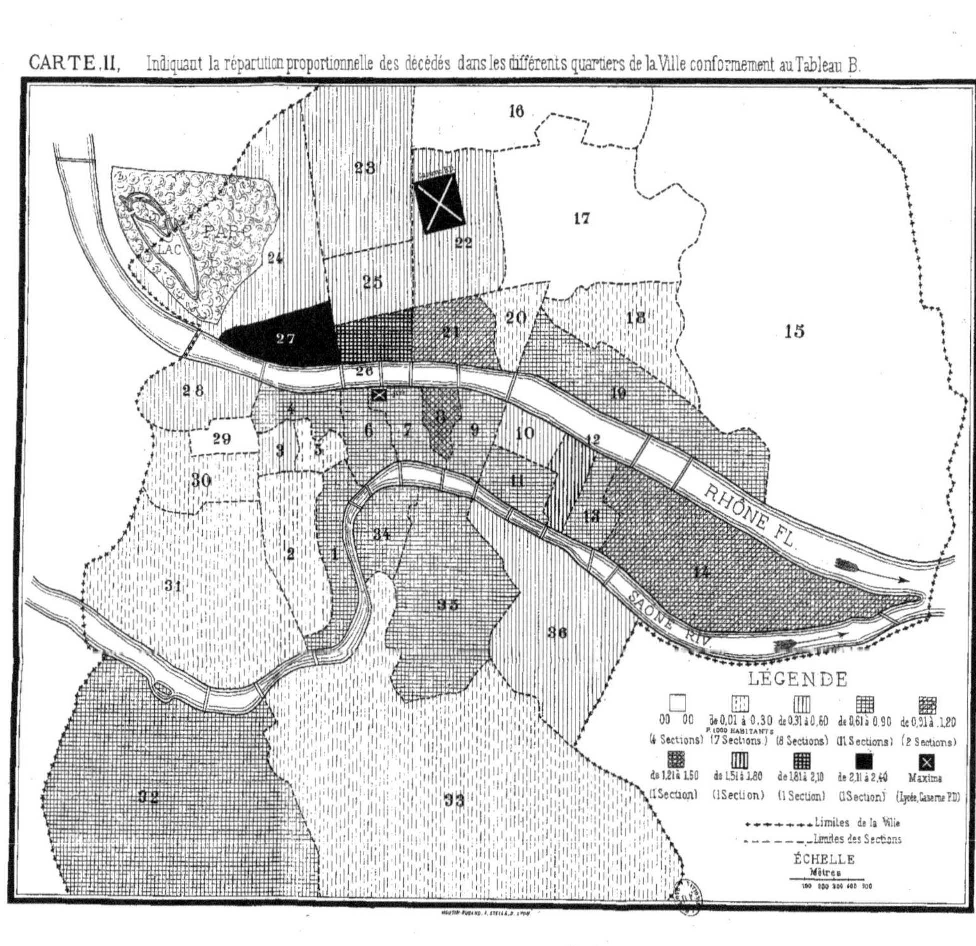
16
23
22
17
24
PARC
LAC
25
27
26
20
21
18
15
28
19
29
4
3
5
6
7
8
9
10
12
30
11
13
RHÔNE FL.
34
2
1
14
31
35
SAÔNE RIV.
36
32
33
LÉGENDE
00 00   de 0,01 à 0,30   de 0,31 à 0,60   de 0,61 à 0,90   de 0,91 à 1,20
P. 1000 HABITANTS
(4 Sections)   (7 Sections)   (8 Sections)   (11 Sections)   (2 Sections)
de 1,21 à 1,50   de 1,51 à 1,80   de 1,81 à 2,10   de 2,11 à 2,40   Maxima
(1 Section)   (1 Section)   (1 Section)   (1 Section)   (Lycée, Caserne PD)
Limites de la Ville
Limites des Sections
ÉCHELLE
Mètres
100 200 300 400 500

selon toutes les vraisemblances, être plus élevé. Mais déjà cette proportion de 1 décès sur 38 malades est très-faible, et si, pour les raisons exposées plus haut, il n'est pas certain que la fièvre typhoïde ait eu une gravité particulière dans les sections qui ont eu une mortalité très-grande relativement au nombre de leurs malades connus, par exemple dans la 27e, la 26e, la 21e et même la 19e (Saint-André 0,73 p. 1000), il nous parait au contraire difficile de ne pas admettre qu'elle ait présenté une très-grande bénignité dans la 20e, c'est-à-dire au centre même de la Guillotière.

Un premier groupe est formé naturellement par les sections tout à fait préservées, où la mortalité a été nulle (la 15e Saint-Vincent-de-Paul, la 16e Monplaisir, la Villette, la 17e La Buire et la 29e la Croix-Rousse), c'est-à-dire par les parties excentriques de la Ville, à superficie très-étendue, à population clairsemée, et par les parties élevées.

D'autres sections, assises aussi sur les hauteurs, appartenant les unes au premier arrondissement, les autres au quatrième, ont été légèrement atteintes : la 2e (les Chartreux 0,22 p. 1000), la 3e (Saint-Bernard 0,31 p. 1000), la 5e (Saint-Polycarpe 0,21 p. 1000), la 28e (Saint-Eucher 0,34 p. 1000). Le nombre des décédés est aussi très-faible dans la 30e (Saint-Denis 0,25 p. 1000) et dans la 31e (Serin, Saint-Charles, Saint-Augustin 0,26 p. 1000) ; et, en général, dans toutes les sections qui se prolongent jusqu'au quai, c'est presqu'exclusivement par le rivage que ceux-ci ont été fournis (2e *carte*).

Déjà, à plusieurs reprises, nous avons fait remarquer que nous ne connaissions pas le véritable chiffre des malades de l'épidémie, que les nombres sur lesquels nous avions dû opérer étaient ceux que nous indiquaient nos statistiques avec leurs lacunes inévitables, et que de là venait probablement le défaut de concordance que nous avons signalé surtout entre la distribution topographique des malades et celle des décédés. L'indication exacte des décès, telle qu'elle est fournie par les registres de l'état civil, et telle que nous l'avons fait connaître, nous permet de suppléer jusqu'à un certain point aux documents qui nous manquent et de faire le dénombrement de cette partie des malades traités à domicile qui nous est restée inconnue.

En effet, nous possédons le chiffre véritable et pour ainsi dire officiel des décès de l'épidémie, c'est-à-dire 262. Nous savons, d'un autre côté, qu'il y a eu un nombre déterminé de décédés sur un nombre de cas de maladie également déterminé et que nous connaissons, c'est-à-dire 159 décédés sur 1924 malades ; soit une mortalité de 8,20 %, ou très-approximativement 1 décès sur 12 malades.

En multipliant par 12 le nombre des décès civils de chaque quartier, en tenant compte aussi des malades militaires de chaque caserne, on arriverait donc à faire une carte de l'épidémie qui manquerait encore d'exactitude, mais qui serait aussi complète qu'elle peut l'être avec les matériaux dont nous disposons.

En tout cas, le nombre total des décès, multiplié par 12, donne pour produit 3,144 ; et l'on peut dire, sans s'écarter beaucoup de la vérité, que 3,144 malades, ayant fourni 262 décès, forment le compte général de l'épidémie.

Traitement. Quand la fièvre typhoïde a éclaté à Lyon sous forme épidémique, une nouvelle méthode de traitement, celle des bains froids préconisée en Allemagne par M. Brand, venait d'être introduite en France par M. F. Glénard, qui l'avait vue mettre en pratique par l'inventeur lui-même à Stettin. Cette méthode appliquée précédemment à l'hôpital de la Croix-Rousse, chez des malades affectés de fièvre typhoïde sporadique, avait donné d'excellents résultats, et, en présence du développement épidémique de la maladie, c'était une ressource trop précieuse pour qu'on ne s'empressât pas de l'utiliser. Toutefois, les anciens modes de traitement n'ont pas été complétement laissés de côté; il y a même eu une très-grande variété de moyens thérapeutiques employés, et nous devons nous borner à indiquer les principaux.

M. Gromier, qui a eu à traiter beaucoup d'élèves du Lycée, a fait un grand usage des bains froids, et il en a obtenu de très-bons effets ; d'autres malades, sans prendre de bains, ont été soumis aux applications froides; dans la forme adynamique de la maladie, les stimulants et les toniques ont été administrés, soit comme médication principale, soit comme moyens adjuvants.

Enfin chez deux malades qui avaient présenté dans le cours de la fièvre typhoïde des symptômes de pneumonie, notre collègue n'a pas hésité à avoir recours au tartre Stibié.

Dans les hôpitaux militaires, outre les moyens ordinaires, M. Marmy a employé avec avantage les lotions avec l'eau froide, alcoolisée ou vinaigrée, sur les membres supérieurs et inférieurs, et l'application du drap mouillé dans les cas de météorisme de l'abdomen.

M. Dussourt a appliqué le traitement simple aux formes légères de la maladie. Dans la forme adynamique, il a employé les toniques et les stimulants : vin, quinquina, éther, alcool ; les bains tièdes plus ou moins prolongés, mais pas d'hydrothérapie proprement dite. Dans la forme ataxique, il a eu recours aux anti-spasmodiques, camphre, musc, castoréum, assa-fœtida ; aux bains tièdes prolongés, et parfois aux lotions fraîches faites rapidement sur toute la surface du corps.

M. Alix n'a fait aucun traitement spécial, il s'est borné à combattre les symptômes prédominants et les complications : la diarrhée, par le cachou et l'opium ; la pneumonie, par l'acool ; les grandes élévations de température, par le digitale ; la tympanite, par le drap mouillé ; les symptômes nerveux, par les lotions froides. Pour lui, l'indication la plus générale a été celle des toniques, dans le but de soutenir les forces jusqu'au terme de l'évolution du mal. C'est aussi à la médication tonique, légèrement stimulante, aidée des soins hygiéniques les mieux entendus, que se sont rattachés nos autres confrères des hôpitaux militaires : MM. Jeaux, Contrejean, Hatry, Eychenne, Fritsch dit Lang et Morand.

En ville, la médication a été très-variée, tous évidemment ont recommandé les précautions hygiéniques, l'aération des chambres, la désinfection des latrines et des vases de nuit, en un mot, la plus complète propreté.

Bon nombre de praticiens ont cru devoir, dans le cours de la maladie, et surtout au début, administrer les évacuants du tube digestif, l'eau de sedlitz, le citrate de magnésie, l'huile de ricin, le calomel et même l'émétique. M. Luppi a mis en usage ce dernier remède chez tous ses malades. MM. Guillaud, Bachelet, Clooten ont donné la préférence au calomel, mais en général ce sont les sels neutres qui ont été le plus employés.

Le sulfate de quinine a été administré par quelques médecins avec une continuité qui témoigne d'une grande confiance dans ce puissant modificateur. Puis viennent les médications appropriées aux diverses formes, aux symptômes et aux complications de la maladie, et dont nous avons déjà parlé : les toniques et le quinquina pour combattre l'adynamie et la périodicité ; les anti-spasmodiques pour remédier à l'ataxie ; le ratanhia, le sous-nitrate de bismuth contre les diarrhées rebelles ; le perchlorure de fer, la glace dans les complications hémorrhagiques, les révulsifs cutanés, dans les complications pulmonaires ou cérébrales. C'est à l'aide de ces moyens que beaucoup de nos confrères, environ le tiers, d'après les statistiques qui nous ont été remises, ont pu remplir les diverses indications présentées par les fièvres typhoïdes qu'ils ont eu à traiter dans leur clientèle.

D'autres, en nombre à peu près égal, ont employé ces mêmes moyens, mais en reconnaissant chez beaucoup de malades, et surtout dans les cas graves, avec de hautes températures, la nécessité de la médication réfrigérante. Toutefois, celle-ci a été en général très-mi-

tigée, et n'a consisté qu'en lotions, affusions ou applications froides, et en lavements froids, mais abstraction faite
des bains répétés soit chaque jour, soit surtout plusieurs
fois par jour. Laméthode, comme nous venons de le
dire, a été essentiellement mixte, en ce sens qu'elle ad-
mettait toutes les autres médications, et que la réfrigération n'entrait elle-même dans le traitement qu'à titre
de simple auxiliaire.

L'hydrothérapie proprement dite, ou plutôt la balnéa-
tion plus ou moins conforme à celle dont MM. Brand et
F. Glénard ont retracé les règles, a été appliquée en ville
par une vingtaine de médecins qui tous, d'ailleurs, ont
eu soin de faire un choix et de n'administrer les bains
froids qu'à certaines catégories de malades. Pour quelques-uns le cercle des indications hydrothérapiques dans
la fièvre typhoïde est resté très-restreint et la méthode
n'a pu avoir qu'un petit nombre d'applications. Plusieurs
ont administré les bains avec une certaine suite, mais
sans dire si cette administration a été répétée un assez
grand nombre de fois chaque jour, et conformément aux
principes essentiels de la méthode, d'autres, ici encore,
ont fait un traitement mixte, en combinant les bains
avec l'emploi d'autres moyens thérapeutiques (Bondet,
Foltz). Presque tous, il est vrai, n'ont traité par les bains
froids que les fièvres typhoïdes graves, et ce seul fait
suffirait déjà, si nous ne l'avions éprouvé nous même,
pour nous recommander ce nouveau mode de traitement,
susceptible d'intervenir avec succès là précisément où
les autres se montrent si souvent impuissants.

Au total, sans parler des autres procédés de réfrigération, l'hydrothérapie, appliquée sous forme de bains froids, a été le traitement mis en usage en ville, chez 158 malades. 32 de ces malades ont pris des bains froids en petit nombre ou sans continuité suffisante : 29 ont guéri et 3 sont morts. 126 malades ont fait un traitement par les bains plus conforme aux principes de là nouvelle méthode ; quelques-uns n'en ont pris qu'une vingtaine, mais d'autres sont allés jusqu'à près de deux cents : 122 ont guéri et 4 sont morts.

Toutefois, c'est dans les hôpitaux civils, à l'Hôtel-Dieu, à la Croix-Rousse et à la Charité que le traitement a été administré avec le plus de suite et de régularité. Dans ces hôpitaux, des salles avaient été réservées pour les malades affectés de fièvre typhoïde ; on y avait installé des baignoires avec un personnel d'infirmiers exercés à à l'administration des bains, et toutes les dispositions avaient été prises pour faciliter l'emploi aussi régulier que possible de la nouvelle médication.

A l'Hôtel-Dieu, M. Chavanne a traité 32 malades affectés de fièvre typhoïde par les bains froids, et il en a perdu 6 ; c'étaient des cas choisis et tous étaient très-graves. M. Mayet, dans le service des femmes, a traité par cette méthode 47 malades et il a eu 5 décès.

A la Croix-Rousse, M. Soulier a eu, sur 11 cas traités par les bains, 1 décès ; M. Laure, sur 45 cas, 6 décès ; M. Français, sur 35 cas, 4 décès.

A la Charité, M. P. Meynet a traité 43 enfants par les bains froids, et il en a perdu 3 ; M. Perroud en a traité 15, et tous avec succès.

Les cas ainsi traités étaient, comme nous l'avons dit,

les plus graves, et pourtant la méthode a eu sur la maladie une si heureuse influence que la moyenne de la mortalité, pour ces malades de choix et infiniment plus menacés que les autres, n'a pas dépassé celle de la mortalité générale de l'épidémie. Il est même probable qu'avec plus d'habitude et de discernement, on arrivera encore à des résultats plus favorables, car certaines complications du côté des voies respiratoires (pneumonie, emphysème, tuberculose, hémoptysie, dyspnée très-prononcée), présentées par plusieurs malades, ont été aggravées par les bains. Nous n'avons pas à insister davantage sur ce point spécial de thérapeutique médicale; la question, déjà discutée à la Société de médecine et à la Société des sciences médicales pendant plusieurs séances consécutives, est encore à l'étude. Des commissions ont été nommées pour faire une enquête sur la méthode de Brand et Glénard, et c'est à elles plutôt qu'à nous qu'il appartient, après avoir réuni tous les faits, de porter sur cette méthode un jugement d'ensemble, et surtout d'en préciser plus nettement les indications et les contre-indications.

CHAPITRE III

Des causes probables de l'épidémie

Nos confrères qui ont écrit sur la maladie régnante ont tous beaucoup insisté sur ses causes. M. Gromier (Société de médecine, séance du 27 avril) en a fait l'objet de considérations intéressantes et très-complètes. M. Bondet (*Loc. cit.*, p. 4) a exprimé sur ce point des opinions peu différentes et parfaitement motivées. Les procès-verbaux du Conseil d'hygiène contiennent aussi, sur l'état sanitaire de la ville au moment de l'épidémie, des détails nombreux, très-précis. C'est une question bien étudiée, et dont il faut grouper les divers éléments, sous plusieurs chefs distincts, pour ne rien omettre de tout ce qui s'y rattache.

Causes telluriques. La cause la plus générale des épidémies, c'est l'insalubrité, et celle-ci doit être recherchée, en premier lieu, dans l'état du sol.

La topographie de notre ville, au confluent du Rhône et de la Saône, est bien connue : Lyon est situé à l'extrémité occidentale d'une vaste plaine d'alluvions, appuyée au nord contre la pointe méridionale du plateau Bressan,

formant les hauteurs de la Croix-Rousse, et, à l'ouest,
contre les saillies granitiques qui s'élèvent depuis Vaise
jusqu'à Oullins. Cette plaine alluviale est essentiellement
constituée par des lits de sable et de gravier très-per-
méables et d'une grande épaisseur, recouverts par une
couche de terre végétale, en certains endroits, très-
mince.

Des courants souterrains parcourent et lavent inces-
samment ce sous-sol de gravier, et sont dus, pour Lyon
et ses environs, à l'infiltration de l'eau des deux rivières,
surtout du Rhône. Ces courants forment une masse
liquide assez considérable, pour qu'on ait pu dire qu'ils
représentaient un fleuve souterrain plus vaste que le
fleuve extérieur, une sorte de lac interstitiel de plusieurs
lieues d'étendue. Aux Brotteaux et à la Guillotière, où
elle fournit aux fossés des forts leur eau d'infiltration, la
nappe souterraine a même un niveau plus élevé que les
points correspondants du Rhône, comme s'il existait une
communication rapide des parties supérieures du fleuve
avec les terrains de la plaine. Dans la presqu'île lyonnaise, ces différences n'existent pas, et le niveau de la
nappe suit plus exactement les hausses et les baisses,
sinon de la Saône, qui, dans la partie supérieure de la
Ville, coule sur un lit imperméable de granit, au moins
du Rhône.

Il y a donc, dans notre sous-sol lyonnais, une couche
de gravier qui est tantôt inondée et tantôt à sec, suivant
la hauteur momentanée du Rhône et de la Saône. Mais
cette couche alluviale naturelle a été beaucoup modifiée
par le séjour d'une population nombreuse, qui l'a en

quelque sorte transformée, à la longue, en un sol artificiel et nouveau. Si les alluvions n'ont pas disparu, elles sont maintenant recouvertes par des exhaussements considérables, qui varient suivant les quartiers, et qu'on a estimés à trois mètres (place Saint-Côme), à quatre mètres (rue de la Platière), à plus de cinq mètres (rue Sainte-Hélène), et à plus de six mètres (rue de la Barre, emplacement de l'Ecole de médecine).Ces exhaussements ont été formés, ou le sont encore tous les jours, par des remblais, des matériaux de démolition, et par des détritus de toute sorte, provenant de nos industries et de nos habitations. Il entre donc dans leur composition une grande quantité de matières organiques, dont la masse est sans cesse accrue par l'infiltration des rigoles, des égouts, des puits perdus, et surtout des fosses d'aisance. Les matières organiques s'accumulent d'autant plus aisément dans le sol de la cité, qu'elles ne sont pas reprises, comme dans la banlieue, par une végétation abondante et compensatrice.

On comprend que, dans ces conditions, si à l'abaissement prolongé de la nappe souterraine, ayant permis une grande accumulation de ces détritus organiques dans le sol, succède une élévation qui les humecte et les détrempe, puis encore un abaissement qui les dégage après qu'ils ont été submergés, on comprend, disons-nous, qu'à ce moment, sous l'influence d'une chaleur suffisante, et d'autres causes météorologiques peut-être complexes, des émanations malsaines se produisent au-dehors.

Mais surtout — et c'est là une cause d'insalubrité plus

palpable, car elle est extérieure — en s'abaissant, les eaux mettent à découvert une partie du lit des rivières, non-seulement des bancs humides de gravier, mais des dépôts vaseux; et sur les bords, principalement à l'embouchure des égouts, des amas de matières organiques putrescibles. L'asséchement se fait aussi au même degré dans le lac de la Tête-d'Or, alimenté par le Rhône; dans certains ruisseaux pleins d'immondices, comme la Rize, sur laquelle M. Ferrand a appelé de nouveau l'attention dans un rapport récent (Conseil d'hygiène, séance du 28 avril 1874), et dans les fossés d'enceinte, dont plusieurs contiennent en abondance des débris de matières végétales ou animales, provenant des usines ou des maisons voisines. Ce sont là de nouvelles sources très-fécondes de miasmes, et l'on n'a pas à s'étonner qu'un état épidémique, une sorte de malaria urbaine puisse résulter de ces exhalaisons à ciel ouvert, où dominent, il est vrai, les fermentations animales, mais comparables, sous bien d'autres rapports, à celles des marais.

Tel paraît avoir été le cas de l'épidémie lyonnaise de fièvre typhoïde des mois d'avril et mai derniers.

Les eaux ont été très-basses tout l'hiver à Lyon, non sans doute à cause des travaux exécutés pour préserver la Ville des inondations, et dont les effets sont déjà anciens et permanents, mais en raison de la grande sécheresse de la saison. Si nous interrogeons les courbes ci-jointes (*graphique VI*), représentant le mouvement des eaux du Rhône et de la Saône, dans les mois de janvier, février, mars et avril, nous voyons le Rhône, qui, pendant plus de deux mois, était resté au-dessous de l'étiage,

GRAPHIQUE VI. 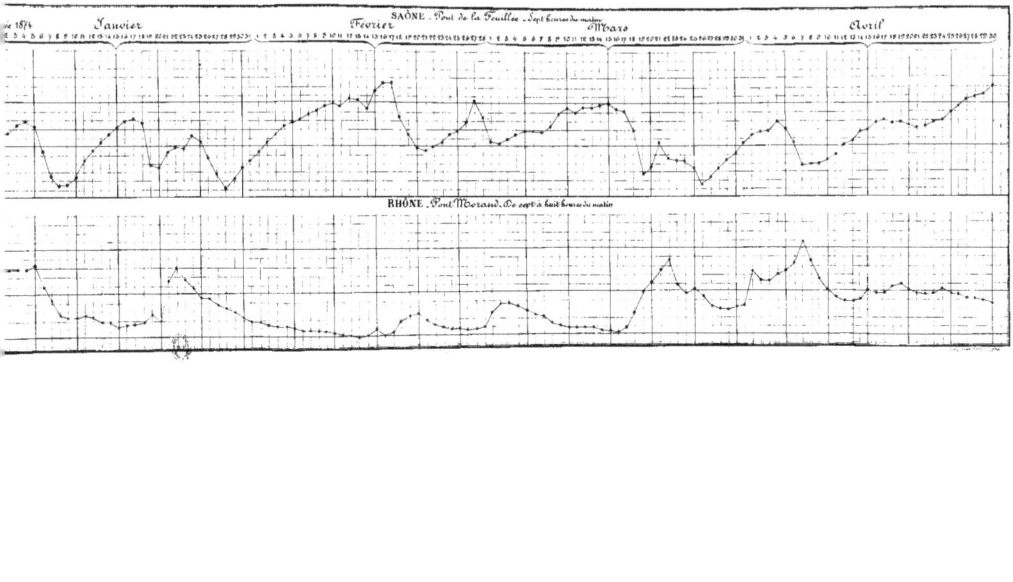
1874
Janvier
Février
Mars
Avril
SAÔNE . Pont de la Feuillée . Sept heures du matin
RHÔNE . Pont Morand . De sept à huit heures du matin

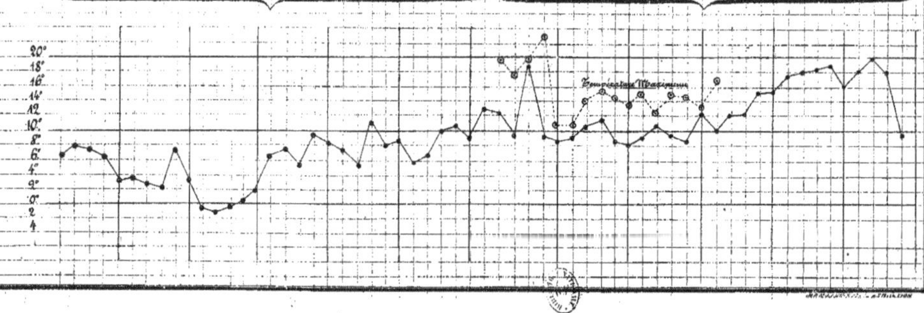

TEMPÉRATURE. (Thermomètre extérieur de l'Observatoire)
Température prise à 9 heures du matin
Mars
Avril
1 2 3 4 5 6 7 8 9 10 11 12 13 14 15 16 17 18 19 20 21 22 23 24 25 26 27 28 29 30 31 1 2 3 4 5 6 7 8 9 10 11 12 13 14 15 16 17 18 19 20 21 22 23 24 25 26 27 28 29 30
Température Maximum
20°
18°
16°
14°
12°
10°
8°
6°
4°
2°
0°
2
4

s'élever assez rapidement à partir du 17 mars, atteindre 0,31 de l'échelle le 21 mars, et redescendre du 24 au 31. Les eaux remontent ensuite brusquement à 0,59 le 7 avril, et les jours suivants (8, 9, 10 et 11) elles descendent de nouveau, et restent au-dessous de l'étiage.

Après une si longue période d'eaux basses, cette brusque élévation du Rhône, survenue à deux reprises, suivie chaque fois d'un abaissement rapide, coïncidant, du reste, avec une marche analogue, mais moins prononcée, de la Saône, mettait évidemment la plaine lyonnaise sous le coup des émanations telluriques signalées plus haut. Dans toutes les localités insalubres, ce qui est dangereux, ce n'est ni le dessèchement, ni l'inondation du sol : ce sont les alternatives de ces deux états, et la fermentation putride des détritus organiques, sous l'influence combinée de l'humidité et de la chaleur.

Phénomènes météorologiques. En même temps que se produisaient ces oscillations des rivières et par conséquent de la nappe souterraine, le thermomètre présentait d'assez grandes variations.

Les premiers jours d'avril ont été signalés par une température relativement très-élevée, de 18° à 20° centigrades, les 3 et 4. La température, les jours précédents, avait oscillé entre 8° et 12° en moyenne. Les jours suivants le thermomètre se tint autour de 15°, ainsi que le montrent les courbes ci-jointes (*graphique VII*).

Le baromètre a aussi présenté vers cette époque un phénomène curieux, très-digne de notre attention, et consistant en une baisse rapide de 0,020^{mm}. En effet, la moyenne barométrique étant à Lyon de 745, la

pression était encore, le 10 avril, de 734 ; le lendemain
et le surlendemain elle tombait à 729 et 725 (*graphique
VIII*). Une diminution si sensible de la pression atmosphérique n'était-elle pas de nature à favoriser la sortie
et la diffusion extérieure des miasmes que la chaleur
des jours précédents pouvait avoir développés ?

La comparaison des deux courbes thermométrique et
barométrique montre que les effets d'augmentation de
chaleur et de diminution de pression n'ont pas pu
s'ajouter par coïncidence, mais qu'ils se sont régulière-
ment succédé dans l'ordre que nous venons d'indiquer,
l'élévation de la température ayant précédé de plusieurs
jours la dépression barométrique.

Pendant les premiers jours d'avril, il y eut des
alternatives de brumes et de beau temps. Le ciel a été
couvert du 1 au 5 ; il fit beau du 5 au 10. Le ciel fut
couvert les 11, 12, 13 et 14, et il y eut quelques gouttes
de pluie dans la journée. Pendant la même période, le
vent se maintint au nord-ouest, sauf le 10 et le 11 où il
souffla du midi et du sud-est, mais modérément.

Enfin le tableau ci-joint (*graphique IX*) montre que
les premiers jours d'avril (du 6 au 20) il y eut une assez
forte proportion d'ozone, variant de 5 à 16,

Egouts, fosses d'aisance, puits perdus. Les miasmes
producteurs de la fièvre typhoïde ont pu s'exhaler à
Lyon, au printemps dernier, non-seulement comme
nous venons de le voir du sol et du sous-sol, mais encore
des égouts de la ville, des fosses d'aisance et d'autres
cloaques non moins malsains.

Autrefois, quand toute l'agglomération lyonnaise ne

GRAPHIQUE VIII.
PRESSION ATMOSPHÉRIQUE (Baromètre à 0°)
Mars
Avril
1 2 3 4 5 6 7 8 9 10 11 12 13 14 15 16 17 18 19 20 21 22 23 24 25 26 27 28 29 30 31 1 2 3 4 5 6 7 8 9 10 11 12 13 14 15 16 17 18 19 20 21 22 23 24 25 26 27 28 29 30
760
755
750
745
740
735
730
725
738,9
735,4
734,5
732,6
733,1
736,6
729,9
735,2
741,0

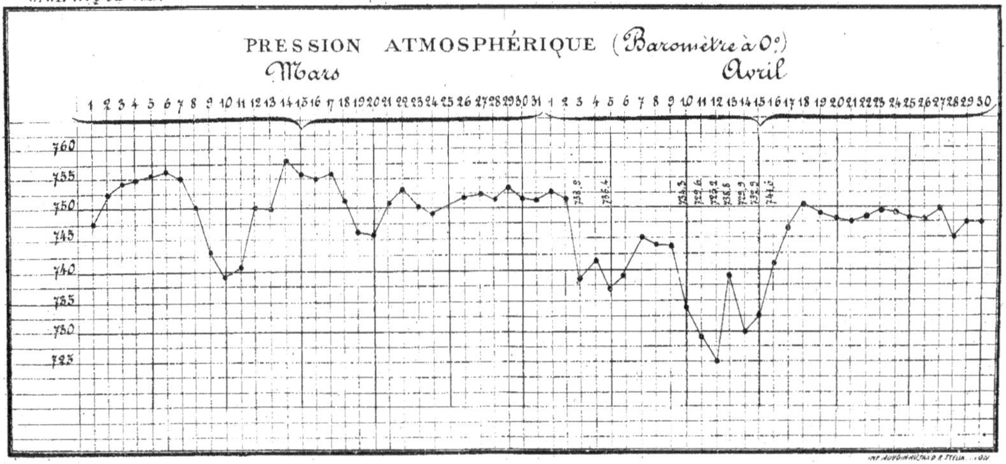

GRAPHIQUE IX

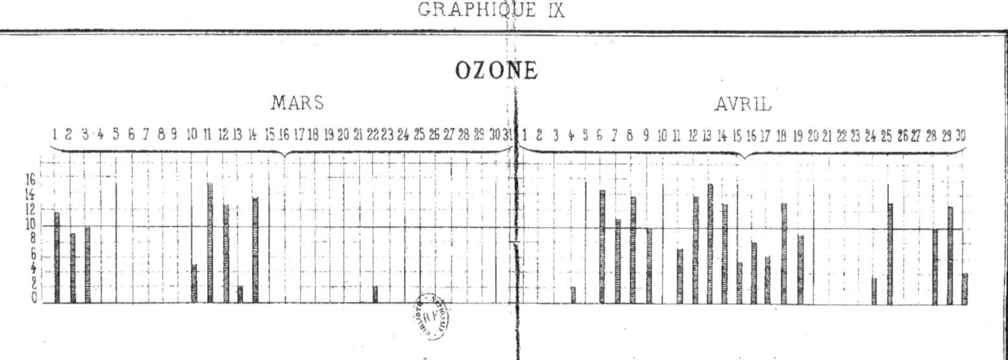

OZONE
MARS
AVRIL
1 2 3 4 5 6 7 8 9 10 11 12 13 14 15 16 17 18 19 20 21 22 23 24 25 26 27 28 29 30 31
1 2 3 4 5 6 7 8 9 10 11 12 13 14 15 16 17 18 19 20 21 22 23 24 25 26 27 28 29 30
16
14
12
10
8
6
4
2
0
MOUGIN RUSAND, B. A. STELLA, LYON

possédait qu'un petit nombre d'égouts bien connus, on avait déjà remarqué qu'à plusieurs reprises la fièvre typhoïde s'était concentrée autour d'eux. C'étaient des épidémies de quartiers, signalées par Rougier de 1830 à 1838, et localisées dans le voisinage des égouts de la place du Change, de l'anciene rue Écorche-Bœuf et de la place du Plâtre.

Cependant, comme ces cloaques étaient aussi mal entretenus que mal établis, quand en 1853 il s'agit de donner son avis sur la construction d'un nouveau réseau d'égouts, le Conseil de salubrité, malgré ces précédents fâcheux, n'hésita pas à exprimer un opinion favorable, mais en indiquant les précautions à prendre dans l'intérêt de l'hygiène. Le rapporteur, M. Glénard, insistait principalement sur un point : « Pour que les égouts, disait-il, rendent les services qu'on est en droit d'attendre d'eux, il faut que leur organisation soit combinée avec système de distribution d'eau de telle sorte qu'ils reçoivent la plus grande masse d'eau possible. Le Conseil de salubrité appelle sur ce point toute la sollicitude de l'administration. »

Quelques années s'écoulèrent, la Compagnie des eaux obtint sa concession, on eût la possibilité d'avoir des égouts suffisamment lavés, et les concessionnaires furent chargés d'en construire 20,000 mètres. Le réseau s'est étendu progressivement, et va se compléter chaque année. Lyon, dès aujourd'hui, ne possède pas moins de 80,000 mètres d'égouts distribués dans tous les quartiers, mais principalement dans les parties basses, où le réseau est le plus serré.

Ces égouts sont infiniment moins insalubres que les anciens, mais ils ne sont pas sans avoir des imperfections sur lesquelles la Société de Médecine (Bourland-Lusterbourg et Chappet, *Mém. sur les égouts de la Ville*) et le Conseil d'hygiène ont plusieurs fois attiré l'attention de l'autorité.

Nous n'entrerons pas ici dans les détails ; qu'on sache seulement que l'eau réclamée avec tant d'instance par le Conseil, pour le lavage de ces canaux souterrains, ne leur arrive qu'avec parcimonie et d'une façon tout à fait insuffisante. Pour l'ordinaire, l'eau de pluie remédie tant bien que mal à cette insuffisance ; mais dans l'hiver qui a immédiatement précédé l'épidémie, le temps a été remarquablement sec. Au lieu de 120^{mm} de pluie qui est la moyenne des hivers à Lyon, nous n'en avons eu que 60^{mm}; il a donc plu moitié moins.

L'eau est d'autant plus nécessaire dans nos égouts que plusieurs d'entr'eux reçoivent les produits des fosses d'aisance. Les maisons des rues de Lyon et de l'Hôtel-de-Ville ont été autorisées, dans l'origine, à faire communiquer leurs fosses d'aisance avec les égouts, au travers d'appareils diviseurs qui séparent les liquides des solides, appareils qui ne fonctionnent pas tous très-bien. D'autres maisons plus vieilles, dont les fosses étaient en libre communication avec d'anciens égouts raccordés avec les nouveaux, sont une cause encore bien plus flagrante d'insalubrité. Il en est de même de celles, en assez grand nombre aussi, dont les fosses ont été mises clandestinement en rapport avec les égouts, afin d'éviter les frais de vidange.

Cette surcharge d'impuretés imposée aux égouts et cette insuffisance de lavage se traduisent au dehors par des odeurs très-prononcées, surtout quand le vent du midi s'engouffre dans ces conduits, en sens inverse du courant, et vient de là s'exhaler dans nos rues et jusque dans nos appartements.

En effet, les orifices des égouts ne sont munis d'aucun appareil obturateur qui s'oppose au reflux extérieur des émanations souterraines. La circulation des gaz des égouts se fait dans tous les sens, et il suffit d'un coup de vent, d'une obstruction momentanée, d'un chan_gement de pression pour les amener tout à coup à l'extérieur, à travers les bouches qui longent les trottoirs, ou à l'intérieur, dans les cuisines, à travers les conduits d'éviers.

Les fosses d'aisance engagent aussi la responsabilité de l'administration, car elles sont soumises, pour leur construction et leur entretien, à divers règlements de police, et on doit veiller à ce que les propriétaires se conforment à ces prescriptions.

Il y a des maisons, à Lyon, dont les fosses d'aisance ne sont pas cimentées, ni suffisamment murées, ou ne constituent que de simples excavations pratiquées dans le sol et qui ne se vident jamais, ou plutôt qui se dé-semplissent toutes seules. Les déjections en séjournant dans ces fosses perméables se séparent de la manière suivante : les liquides s'infiltrent de proche en proche, les solides s'accumulent et se tassent, il se forme une sorte de guano qui reste en place jusqu'à ce qu'une crue du Rhône vienne le submerger et le dissoudre. C'est en se retirant que les eaux emportent le dépôt et vident plus ou moins complétement la fosse qui se remplit ensuite de nouveau.

Les travaux exécutés autrefois sur plusieurs points de la Ville ont détruit des canalisations qui n'ont pas été remplacées ; des fosses qui communiquaient avec elles ont continué à se passer de curage ; tous ces cloaques sont remplis de matières organiques longuement accumulées, sans préjudice des infiltrations qui en découlent et pénètrent de proche en proche dans le sol environnant. Dans d'autres maisons, des fosses primitivement étanches sont devenues perméables par défaut de soin, ou bien parce que les propriétaires ont pratiqué intentionnellement des forages dans leurs parois, pour laisser échapper les liquides et se soustraire à la nécessité de vidanges trop répétées.

Enfin il existe dans quelques maisons des puits perdus chargés de recevoir et d'absorber les eaux ménagères. Il y en a notamment dans des usines, malgré les prohibitions du Conseil d'hygiène qui s'est toujours opposé à l'emploi de ce moyen défectueux et dangereux de drainage, surtout quand il s'agit d'eaux industrielles parfois très insalubres.

Toutes les parties de la Ville sont plus ou moins soumises à ces infiltrations, et le sol en est d'autant plus pénétré qu'il est plus anciennement foulé par une population sédentaire et condensée. Si les hauteurs de la Croix-Rousse et de Saint-Just ont été jusqu'à un certain point épargnées par la maladie, nous verrons plus loin à quelles causes on peut attribuer cette immunité ; mais

.les parties basses de la ville, après les temps de séche-
.resse que nous avons traversés, avaient tous les éléments
d'une constitution médicale épidémique; car ce que nous
avons dit précédemment des oscillations de la nappe
souterraine montre assez que les pluies habituelles de
l'hiver et les crues périodiques et normales du Rhône
auraient pu seules laver et assainir un sol aussi saturé de
principes organiques putrescibles.

Eau de puits, eau de la Compagnie. Ce n'est pas
seulement à des causes telluriques ou météorologiques,
aux égouts et aux fosses d'aisance, qu'a été attribuée
l'épidémie; on a aussi accusé, mais avec beaucoup moins
de raison, les eaux potables. Dans une brochure
(*Examen d'une question d'hygiène publique, à propos
de la fièvre typhoïde qui sévit à Lyon, par M. F. Qui-
vogne,* 1874), contenant d'ailleurs des aperçus judicieux
sur la salubrité de la cité, l'auteur a cru trouver une
analogie frappante entre l'épidémie lyonnaise et celle
qui sévit à Versailles, en 1873, lorsque par suite d'un
dérangement survenu dans les pompes de Marly, la population dût faire momentanément usage d'une eau stagnante et de mauvaise qualité.

Les parties basses de notre Ville sont alimentées tout
à la fois par des eaux de source en général très-bonnes,
des eaux de puits, et l'eau du Rhône, puisée à Saint-
Clair et distribuée par la Compagnie dans les différents
quartiers.

Les parties élevées de la Ville ne font qu'un usage
relativement très-restreint d'eau de puits ; d'un autre
côté l'eau de la Compagnie leur est envoyée par des

machines spéciales qui la montent dans des réservoirs distincts ; et comme ces quartiers, qui comprennent la Croix-Rousse et Saint-Just, ont été peu affectés par l'épidémie, on pourrait croire que c'est à cette circonstance, c'est-à-dire à une plus grande pureté de leurs eaux potables qu'ils ont dû l'immunité dont ils ont joui.

Les puits de Lyon ne sont pas tous en bon état, la plupart pourtant fournissent une eau excellente, très-fraîche en été, limpide, agréable et propre à tous les usages domestiques. D'autres ont une eau plus chargée de sels calcaires, cuisant mal les légumes et ne convenant pas au lessivage ; d'autres enfin, contenant des sels calcaires encore en plus grande abondance, sont manifestement insalubres. Après une vérification générale faite il y a quelques années, une trentaine de pompes environ avaient été notées comme présentant à différents degrés le caractère d'insalubrité ; on n'en a pas signalé d'autres depuis lors. Elles sont réparties dans plusieurs quartiers de la Ville ; mais l'épidémie, quelque circonscrite qu'elle ait été, est loin d'avoir eu des limites aussi restreintes. Elle n'a pas affecté uniquement les buveurs d'eau de puits, elle a au contraire visité une infinité de maisons exclusivement alimentées par l'eau de la Compagnie.

L'eau de la Compagnie, d'ailleurs, n'est pas irréprochable. Elle provient des bassins de filtration établis à Saint-Clair, en amont de la Ville, sur la rive droite du Rhône.

La superficie filtrante des galeries, situées à 2 mètres en contre-bas de l'étiage, est de 7000 mètres. L'expérience a démontré que la puissance d'infiltration était de 5 mètres cubes d'eau environ par mètre carré de galerie et par jour, soit en tout de 35000 mètres cubes.

Trois machines d'une force de 170 chevaux envoient l'eau dans le réservoir dit du bas-service, dont la capacité est de 10000 mètres, et dont le radier est à 46 mètres au-dessus de l'étiage, sur le versant de la colline de Montessuy.

Deux autres machines de la force de 135 chevaux desservent le réservoir dit du haut service, d'une capacité de 6000 mètres, à 92 mètres au-dessus de l'étiage, situé aussi à Montessuy, près du chemin de Margnolles. Ce réservoir alimente le plateau de la Croix-Rousse, le versant de ce plateau et les parties du quartier ouest qui ne sont pas à des niveaux supérieurs. En outre, une colonne a été établie à côté du réservoir du haut service, et une machine de la force de 30 chevaux envoie l'eau de ce réservoir à la cuvette de la colonne ou château d'eau, dont le radier est à 150 mètres au-dessus de l'étiage ; de là l'eau traverse en siphon la vallée de la Saône et se rend dans un réservoir d'une capacité de 800 mètres établi à la Sara, à 134 mètres au-dessus de l'étiage. C'est ce réservoir qui alimente le quartier Saint-Just.

Le volume d'eau affecté au service public est en moyenne par jour de 16000 mètres environ, ainsi répartis : service d'hiver 13000 mètres, et service d'été 19000. La consommation particulière et industrielle s'est élevée ces dernières années à environ 26000 mètres, en moyenne par jour (hiver 19000 et été 34000).

La consommation totale a donc été en moyenne, par jour de 42000 mètres (hiver 32000 et été 52000).

Or, nous l'avons vu plus haut, la superficie filtrante
ne peut fournir que 35000 mètres cubes environ par jour;
il en résulte que la Compagnie, en été, doit prendre une
grande partie de son eau, le tiers environ, ailleurs que
dans les galeries de filtration. Il existe en effet un canal
d'aspiration, espèce de conduit de secours, qui met le
Rhône en communication directe avec les bassins, et c'est
l'eau du Rhône, naturelle et telle qu'elle coule entre les
deux rives, qui fournit le supplément sans lequel la Compagnie ne pourrait pas suffire aux besoins de son service.

Si l'on veut bien remarquer, dans le croquis ci-an-
nexé, la disposition de ce conduit, on verra que l'eau
non filtrée qu'il amène dans les bassins est puisée à peu
près exclusivement par la machine du bas service. La
machine du haut service tire son eau des bassins A et B,
qui peuvent, il est vrai, recevoir de l'eau non filtrée en
C, mais au total la grande masse liquide de ces bassins
provient des galeries de filtration, et c'est ce qui nous
faisait dire que les parties élevées de la Ville, la Croix-
Rousse et Saint-Just, recevaient une eau plus pure et plus
salubre que les parties basses. Mais est-ce bien à cette
circonstance que la Croix-Rousse et Saint-Just doivent
d'avoir été préservés dans une certaine mesure de l'épidémie ?

Les eaux du Rhône sont bonnes par elles-mêmes ; ou
du moins, telles qu'elles sont charriées par le fleuve,
elles n'ont aucune mauvaise qualité de nature à les faire
soupçonner d'être une cause d'épidémie. Elles sont suffisamment aérées, elles sont pourvues à un degré qui n'a

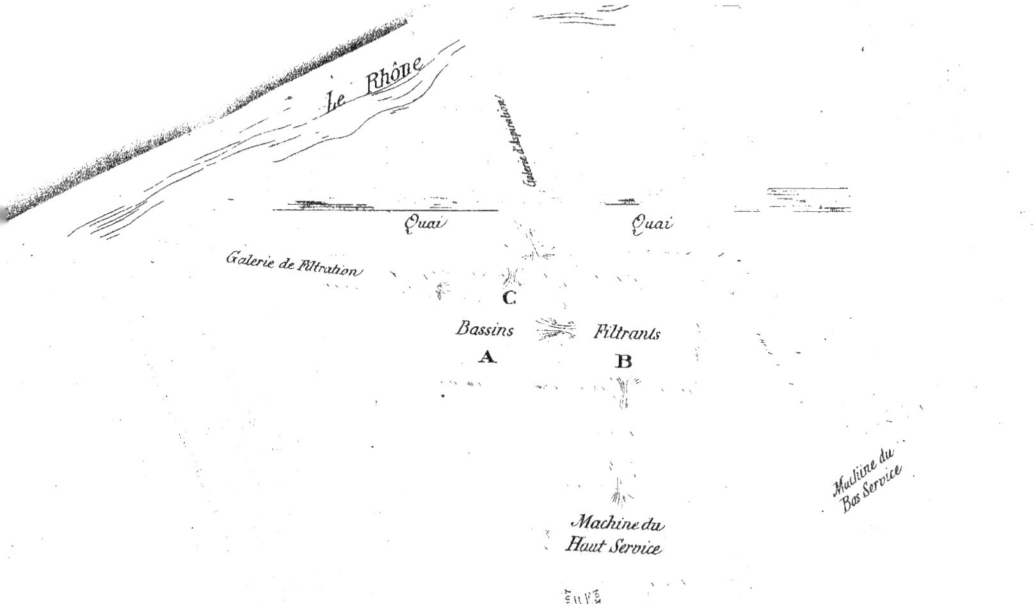

Le Rhône

Galerie d'Aspiration

Quai

Quai

Galerie de Filtration

C

Bassins   Filtrants

A   B

Machine du
Haut Service

Machine du
Bas Service

CROQUIS

X

rien d'excessif de matières minérales, elles contiennent
très-peu de matières organiques; elles ont en un mot la
composition, et l'on peut dire qu'elles possèdent les pro-
priétés essentielles des eaux potables. Toutefois, leur limpidité laisse beaucoup à désirer, et leur température,
trop basse en hiver, s'élève trop haut en été, jusqu'à 20°
et même au-dessus. C'est aussi en été qu'elles sont le
plus dépourvues de limpidité. En hiver, l'eau du Rhône
est claire; mais au printemps, dès que la fonte des neiges
commence, elle prend une teinte jaunâtre, qu'elle con-
serve une grande partie de l'été, et même en automne.
La filtration est donc nécessaire aux eaux du Rhône soit
pour leur enlever leur teinte limoneuse qu'elles doivent
aux schistes ardoisés calcaires des Alpes, et aux mar-
nes et à l'argile des terrains du Bugey et de la Bresse,
soit pour modifier leur température et la rapprocher de
celle des eaux souterraines.

La filtration élève la température de l'eau en hiver et
l'abaisse en été. Dans son étude sur le Rhône souterrain,
Fournet a démontré expérimentalement que l'eau filtrée
du Rhône peut-être assimilée, sous le rapport de la température, aux eaux de source. D'ailleurs, il ressort de
nombreuses observations faites sur la température des
eaux de filtration, dans les bassins de la Compagnie,
comparées aux eaux naturelles du Rhône, que ces dernières peuvent descendre en hiver à 4°, quand les autres
restent à 10, et s'élever en été à 25°, quand les autres
restent à 14.

L'eau filtrée est aussi plus pure, en ce sens qu'elle ne
renferme pas de matières organiques; il est vrai que
celle du Rhône n'en contient que des traces.

Si donc la Compagnie ne fournit aux parties basses de la Ville qu'une eau trouble, tantôt trop froide et tantôt trop chaude, c'est qu'elle omet de la filtrer ; mais c'est tout. On ne peut évidemment pas voir dans cette omission la cause déterminante de la fièvre typhoïde des mois d'avril et mai derniers, car l'épidémie a cessé et c'est toujours la même eau, dénuée de limpidité et soumise à toutes les oscillations de la température extérieure, qui continue à arriver dans nos maisons.

Préexistence de la maladie, contagion, prédispositions, causes limitatives de l'épidémie. Au moment de la dernière épidémie il y avait donc à Lyon des causes nombreuses d'insalubrité ; mais la fièvre typhoïde est une maladie spécifique et c'est encore une question de savoir si une affection de cette nature est susceptible de se développer spontanément, même dans le milieu le plus insalubre. On comprend très-bien que le germe d'une maladie spécifique acquière, dans certaines conditions de localités, de saisons, de climats, une plus grande facilité d'éclosion, une nocuité et une puissance de diffusion décuple ou centuple; mais ce qu'on est moins disposé à admettre, dans l'état d'esprit où nous ont mis les recherches modernes sur la génération spontanée, c'est que ce germe puisse se former de toutes pièces et naître en quelque sorte sur place, comme un produit direct de l'insalubrité locale. Il est vrai que pour nous, ces dissidences n'ont pas toute la portée qu'elles peuvent avoir ailleurs, car la fièvre typhoïde n'a jamais fait complétement défaut à Lyon, et son germe est depuis longtemps en permanence dans notre Ville, prêt à mettre à profit tous les éléments favorables à sa multiplication.

Nous avons dit un mot précédemment des épidémies de 1830 à 1838 ; nous devons rappeler aussi celle de 1863 qui éclata au printemps, dans les mois d'avril et mai, comme la dernière. En dehors de ces manifestations épidémiques, la fièvre typhoïde n'a pas cessé de signaler sa présence à Lyon, à l'état sporadique, par un certain nombre de cas isolés et par une mortalité annuelle dont la statistique de l'année dernière peut donner une idée.

En 1873, on a enregistré à Lyon, 295 décès imputés à la fièvre muqueuse et à la fièvre typhoïde, 12 en moyenne par quinzaine. C'est là notre état normal.

Au commencement de 1874, la mortalité était à son minimum, puisqu'il n'y eût que 35 décès de cette nature dans le premier trimestre de l'année. C'est au commencement du second trimestre que la maladie se raviva et prit si vite le caractère épidémique.

Mais si à ce moment la fièvre typhoïde trouvait à Lyon non seulement un terrain des plus favorables à son développement, mais encore un sol pour ainsi dire tout ensemencé, si elle n'a pas eu besoin d'être importée parmi nous, il n'en est pas moins vrai que la doctrine de l'importation est féconde en applications pratiques de la plus haute importance. Pour les maladies exotiques, c'est elle qui conduit à l'adoption des quarantaines ; pour la fièvre typhoïde, qui est une maladie de notre climat, de notre pays, existant chez nous en quelque sorte à demeure, et qu'il est impossible d'enfermer, elle et ses germes, dans un cordon sanitaire, la dissémination et l'isolement clinique des malades sont seuls en cause et nous dirons plus loin dans quelles circonstances ils peuvent être in-

diqués. En tout cas, dans la genèse de la fièvre typhoïde,
et même dans la propagation épidémique de la maladie,
l'insalubrité des localités n'est pas seule à considérer.

La contagion n'est pas sans avoir eu aussi une part
dans le développement de notre fièvre typhoïde lyonnaise. Il est vrai que pour une maladie dont le principe
contagieux est miasmatique, et par conséquent volatil,
il est bien difficile de poser des limites tranchées entre
la contagion par les miasmes humains provenant directement des malades, et l'infection par l'air épidémique,
surtout pour les cas qui se produisent au sein même de
l'épidémie.

Beaucoup de médecins ont signalé l'apparition de
cas multipliés de fièvre typhoïde dans la même maison ;
on a même noté leur gravité particulière dans plusieurs
maisons de la rue Montesquieu (Drivon); ces cas ne
peuvent pas être comptés comme des exemples de contagion, encore moins que ceux du Lycée, des casernes
ou d'autres établissements, où un certain nombre d'individus vivent sous le même toit dans des conditions sanitaires peu différentes. On doit plutôt les considérer
comme les indices de la formation d'un foyer d'épidémie
dans ces maisons dont quelques-unes présentaient d'ailleurs des causes manifestes d'insalubrité, tels que défaut
d'aération, encombrement, malpropreté, curage intem-
pestif ou même débordement accidentel des fosses
d'aisance (Fontan).

On a aussi signalé la propagation de la maladie à plusieurs membres de la même famille. Ces faits sont extrêmement nombreux ; mais ici encore, pour une petite

part qui revient à la contagion, il y en a une très-grande à faire à l'influence épidémique.

Nous voyons, d'après les notes qui nous ont été remises, que cinquante-cinq familles, y compris les gens de service, ont compté cent trente malades ; les unes en avaient deux, les autres trois ou quatre, ou même cinq. Le développement de la maladie a été tantôt simultané chez les différents membres de la même famille, et tantôt successif.

M. L. Gignoux, dans cinq familles comptant ensemble quatorze malades, a remarqué que la fièvre typhoïde avait d'abord affecté les individus les plus âgés, et que les enfants avaient en général été atteints les derniers et par rang d'âge. Cette règle a néanmoins présenté des exceptions, car, dans d'autres statistiques, le développement de la maladie se fait simultanément chez tous les malades, ou même les rôles sont intervertis et ce sont les plus jeunes qui sont affectés les premiers.

Toutefois, c'est quand le développement est successif, et même quand il y a un intervalle bien marqué entre les dates de l'invasion chez les différents individus, intervalle représentant approximativement la durée de l'incubation de la maladie, qu'on peut surtout songer à la contagion. M. Pomiès a signalé un intervalle de 5 à 6 jours entre les dates du début de la maladie, dans quatre cas chez des sœurs appartenant à deux familles. Un autre malade a été atteint pendant la convalescence de son frère. Plusieurs faits observés, sans parti pris, ont été également notés comme des exemples de contagion probable par MM. Bondet, Bossu, Bron et Magaud.

En voici d'autres réunissant peut-être autant de pro-
babilités, mais passibles des mêmes objections; ils con-
cernent des garde-malades, c'est-à-dire des personnes
tout particulièrement exposées à la contagion, et qui
payent toujours une large tribut aux épidémies.

Cinq religieuses des hôpitaux, dont la plupart avaient
été en rapport avec des malades affectés de fièvre typhoïde, ont été atteintes de la même maladie et traitées à
l'infirmerie de l'Hôtel-Dieu (Colrat). Précédemment deux
infirmiers, placés dans des conditions analogues, avaient
eu la fièvre typhoïde à l'hôpital de la Croix-Rousse. Dans
les statistiques militaires, la section des infirmiers figure
pour le chiffre de neuf malades. A l'hospice Adélaïde
Perrin qui a eu huit femmes malades, quatre de celles-ci
étaient des religieuses infirmières. Parmi les garde-malades de la Ville, un certain nombre ont été affectées de la
maladie régnante, entr'autres une religieuse venue de
Saint-Etienne à Lyon pour soigner un enfant de 8 ans,
atteint de la fièvre typhoïde ; se sentant malade, elle
retourna immédiatement à St-Etienne et succomba dans
cette ville le 9e jour (Valette). Une femme de 30 ans a
contracté la fièvre typhoïde pendant un voyage de quelques heures où elle accompagnait son frère malade, dans
une voiture fermée (Vernay).

La circonstance dans laquelle on pourrait le mieux
prendre la contagion sur le fait, c'est si un malade, sortant
du foyer épidémique, arrivait dans une localité saine, et
qu'on vît, peu après, la fièvre typhoïde affecter un ou
plusieurs individus autour de lui. Plusieurs malades ont
été envoyés à la campagne au début de la fièvre typhoïde,

et un plus grand nombre encore au moment de la convalescence, et il n'est venu à notre connaissance aucun
exemple de propagation de la maladie par voie contagieuse dans ces conditions spéciales.

Il serait très-important de rechercher les faits de cette
nature, car en dehors des mesures de désinfection
et d'assainissement local, le moyen hygiénique le plus
puissant pour amner la décroissance et la cessation d'une
épidémie typhoïde, c'est la dissémination de tous les individus agglomérés au milieu desquels s'est formé un
foyer d'infection, ou même, si c'était praticable, l'évacuation en masse de la localité atteinte. Mais si on devait
de cette façon reporter la maladie sur d'autres localités,
il faudrait évidemment combiner la dissémination, ou
l'évacuation, avec un système d'isolement des malades
qui mettrait la population valide à l'abri de la contagion.

La question vaut donc la peine d'être étudiée attentivement, et c'est pourquoi nous avons dû nous enquérir, non-
seulement de ce qui s'est passé autour des malades qui
ont été envoyés à la campagne, mais encore autour des
individus qui, sans être malades, ont été dispersés au
dehors par mesure de précaution, après avoir séjourné
au milieu de l'épidémie, la plupart même au centre d'un
de ses foyers les mieux caractérisés. Nos renseignements
sont loin d'être complets, mais voici ce qui nous a été
communiqué par M. Gromier, sur la dissémination de la
population du Lycée.

Cette dissémination n'a pas eu d'influence fâcheuse
sur les familles des élèves étrangères à la ville, et elle

n'a modifié en rien l'état sanitaire des localités où elle s'est faite. Ces élèves qui avaient tous vécu dans l'air épidémique, et parmi lesquels il y eut ultérieurement 67 malades, dont plus de la moitié s'est répartie, comme nous l'avons dit, dans une douzaine de départements, n'ont apporté la contagion nulle part avec eux. A Saint-Georges-de-Reneins et à Villefranche, où plusieurs d'entr'eux se sont rendus, parce que c'était le domicile de leurs familles, et sont devenus malades, il y a en ce moment un assez grand nombre de fièvres typhoïdes, mais il y en avait déjà avant l'évacuation du Lycée. En aucun endroit, autour des cas venus de Lyon, il ne s'en est développé d'autres par contagion, et surtout il n'y a pas eu de localités où ces cas soient devenus des centres d'épidémie nouvelle.

Beaucoup de familles de la Ville se sont dispersées au dehors pendant l'épidémie, ou ont eu soin d'éloigner, autant que possible, des malades, les personnes bien portantes, principalement les enfants, et le résultat, à tous les point de vue, a été des plus favorables.

La part une fois faite à la contagion, il ne reste plus pour expliquer le développement de la maladie que l'infection miasmatique ; mais celle-ci est singulièrement favorisée par un certain nombre de causes adjuvantes ou auxiliaires dont l'intervention a été des plus actives dans notre dernière épidémie.

L'agglomération est une de ces causes auxiliaires et même la plus importante. C'est elle aussi qui sert de transition entre la contagion et les autres modes de développement de la fièvre typhoïde. En effet, l'agglomération des individus dans un même local ne favorise peut-être, à un si haut degré, la propagation épidémique de la maladie, que parce qu'elle les expose au plus haut degré aussi à la contagion, grâce aux rapports de vie en commun et de contact réciproque qu'elle établit en-tr'eux. Il faut remarquer, d'un autre côté, que l'agglomération est une cause morbide d'autant plus active qu'elle porte sur des individus, écoliers ou soldats, dont l'iden-tité organique est plus complète ; car, dans des groupes où tous sont placés dans les mêmes conditions de milieu, si les unités se ressemblent, ou seulement si les diffé-rences individuelles sont peu tranchées, chacun doit présenter approximativement pour l'agent miasmatique le même degré de réceptivité. Une trop grande densité de la population est pour certains quartiers des grandes villes ce que l'agglomération proprement dite est pour les maisons, car c'est presque toujours dans les quartiers les plus populeux et qui manquent d'espace, que les épidémies se propagent avec le plus de ra-pidité.

Le défaut d'acclimatement vient après l'agglomération; c'est une cause adjuvante très-puissante et dont l'action est appréciable non seulement dans les localités où règne la fièvre typhoïde, ou d'autres maladies de même nature, mais encore dans ceux où la fièvre de marais est endé-mique, comme la Dombes qui est à nos portes. C'est toujours chez les étrangers à la localité envahie, c'est-à-dire chez les individus non acclimatés, que les endémo-épidémies font, toutes proportions gardées, le plus de victimes.

Enfin l'*âge* crée, à l'égard de la fièvre typhoïde, une prédisposition évidente, et il n'y a besoin que de se reporter à ce qui a été dit précédemment de l'espèce de sélection faite par la maladie au milieu de notre population lyonnaise, pour se rendre compte de l'importance qu'ont eue ces différentes causes adjuvantes dans la dernière épidémie.

On peut expliquer de diverses manières la propagation épidémique de la maladie à Lyon, au printemps dernier,

La manière la plus simple, et qui semble de prime-abord la plus naturelle, c'est d'admettre qu'il y a eu dans la Ville plusieurs foyers d'insalubrité de divers degrés, que les plus insalubres ont été mis en activité les premiers, et que la multiplicité de ces foyers, avec leur force de rayonnement, a étendu et généralisé l'épidémie dans la mesure où nous l'avons vue. Mais si l'on tient compte des causes adjuvantes dont nous venons de parler, on peut avec non moins de raison supposer que l'insalubrité ayant été à peu près égale dans les parties basses de la Ville visitées par l'épidémie, celle-ci s'est déclarée d'abord et avec le plus d'intensité sur les points où se trouvaient des individus prédisposés ; et qu'en général la marche de l'épidémie n'a pas été déterminée par une influence unique, mais qu'elle a été la résultante de plusieurs causes combinées, les unes devant être rapportées au milieu, les autres inhérentes au contraire aux individus eux-mêmes.

Dans cette dernière hypothèse, si le Lycée a été atteint en premier lieu, c'est que là se trouvaient réunies toutes les causes adjuvantes énumérées plus haut : agglomération, défaut d'acclimatement, adolescence. Si les soldats de la garnison ont été frappés de bonne heure aussi et avec une très-grande intensité, c'est qu'ils formaient des groupes placés dans les mêmes conditions individuelles ou à peu près.

La maladie aurait pu sévir beaucoup sur cette partie de la population, même en l'absence de cause exceptionnelle d'insalubrité dans les locaux qu'elle occupe. Il en aurait été de même des domestiques, des bonnes d'enfants, des nourrices, des employés de commerce, que leur âge et leur défaut d'acclimatement prédisposaient à la maladie, encore plus que ne les y exposait le séjour dans les cuisines, à l'ouverture des conduits d'évier, ou dans les rez-de-chaussée, près de la bouche des égouts.

Mais, même en tenant compte de toutes ces circonstances, il n'en reste pas moins à considérer que la maladie, sans avoir eu des limites tout à fait arrêtées, est loin d'avoir sévi partout avec la même violence; que les parties élevées de la Ville, notamment, n'ont fourni qu'un contingent de malades relativement minime, et que tel a été, on peut le dire, le fait le plus saillant de la dernière épidémie.

Le plateau de la Croix-Rousse a été peu frappé, il est cependant occupé par une nombreuse population d'ouvriers, dont les logements laissent beaucoup à désirer sous le rapport de la salubrité; il s'y trouve aussi un certain nombre de maisons d'éducation comptant des élèves par centaines, des externats, des salles d'asile, des casernes. C'est sur ce même plateau, mais à une assez grande distance au nord qu'est installé le camp de Sathonay. Il y a eu des malades dans cette circonscription, mais en petit nombre, et nous avons vu qu'il n'est entré dans les hôpitaux miltaires que 25 fièvres typhoïdes venant du camp. Presque toutes les casernes de la Croix-Rousse ont été signalées comme n'ayant fourni aucun malade.

Il en a été à peu près de même du coteau de Saint-Just, où pourtant l'immunité parait avoir été un peu moins prononcée; là aussi il y a une prédominance marquée de la population ouvrière, de vastes établissements d'instruction ou de refuge, des casernes, le grand séminaire, un hospice, l'Antiquaille, où plus de deux mille individus se trouvent agglomérés, et en outre le voisinage d'un cimetière devenu menaçant pour la salubrité autant par son étendue que par sa vétusté.

A ce sujet après tout ce que nous avons dit des causes probables de l'épidémie, nous n'avons à faire valoir aucune influence explicative nouvelle, mais seulement à montrer que les parties épargnées de la Ville étaient précisément celles que leur situation éloignait le plus du centre d'activité de ces causes.

Les émanations miasmatiques étant surtout venues du lit en partie desséché des rivières, du sous-sol abandonné par la nappe souterraine et des égouts incomplétement lavés, c'est la presqu'île lyonnaise qui devait être frappée en premier lieu et avec le plus d'intensité. Aussi, dans les parties basses de la Ville, dans la plaine, plus on s'éloigne des rives du Rhône et de la Saône et moins déjà on ressent l'influence épidémique ; celle-ci s'affaiblit à mesure qu'on s'enfonce dans les Brotteaux et dans la Guillotière, du côté de l'est et du côté du sud, et elle est nulle aux Charpennes, à la Villette, à Monplaisir, à la Mouche.

Dans les parties élevées de la Ville, à la Croix-Rousse et à Saint-Just, situés tout au plus à 100 et 140 mètres au-dessus de l'étiage, on n'est pas très-éloigné des cours d'eau, mais ici la distance a une action préservatrice d'autant plus prononcée que c'est une distance en hauteur, et qu'en général les miasmes tendent plutôt à se répandre horizontalement, ou à descendre, qu'à s'élever. La nappe souterraine ne s'étend pas au-dessous de St-Just, qui repose sur le granit, et si elle existe au-dessous de la Croix-Rousse, ce qui est douteux, elle s'y trouve à une telle profondeur que son influence n'a plus rien de direct. Les égouts, sur ces points culminants, ont beaucoup moins de développement que dans les parties basses ; ils viennent d'ailleurs s'embrancher sur les collecteurs qui longent les quais, et la circulation facile qui s'opère dans ces canaux si fortement inclinés, atténue beaucoup leur insalubrité. L'eau de consommation dans ces quartiers est aussi plus pure, mieux filtrée, comme nous l'avons vu, que celle que le bas service envoie au reste de la Ville. Enfin, la ventilation est plus active sur les hauteurs, et l'on comprend très-bien que, pour tous ces motifs, les deux collines qui nous entourent au nord et à l'ouest, aient servi de limite à l'épidémie, limite qui d'ailleurs n'a rien eu d'absolu.

CHAPITRE VI.

Des mesures d'hygiène publique employées au moment de l'épidémie et de celles qui seraient encore nécessaires pour l'assainissement de la Cité.

Le 17 avril, dès le début constaté de l'épidémie au Lycée, une lettre de M. le Préfet du Rhône chargeait M. le Président du Conseil d'hygiène de convoquer ses collègues et de nommer une Commission pour visiter le Lycée, pour prescrire à bref délai les mesures sanitaires jugées nécessaires et en surveiller elle-même l'exécution.

Cette Commission composée de MM. Desgranges, Ferrand, Glénard, Gromier et Rollet, réunie le 18 avril, procéda immédiatement, avec le concours de MM. le Recteur, l'Inspecteur de l'Académie et le Proviseur, à une visite attentive et minutieuse de toutes les parties du Lycée, et envoya de suite son rapport à l'autorité.

« En réalité, dit le rapporteur, cette épidémie n'est pas particulière au Lycée. Tous les praticiens savent que la fièvre typhoïde existe à Lyon depuis assez longtemps. La maladie qui paraissait assoupie en hiver s'est brusquement réveillée au printemps, et parmi les agglomérations d'individus où les premiers cas ont été observés s'est trouvé le Lycée. Celui-ci n'a donc fait que subir l'influence épidémique régnante.

« La Commission a visité toutes les parties accessibles

de ce vaste établissement, elle a recherché avec soin toutes les causes d'insalubrité, et elle n'en a pas trouvé qui fussent de nature à expliquer à elles-seules la formation d'un foyer d'épidémie au Lycée. Ce n'est pas que ces vieux bâtiments, affectés à divers usages et dont une bonne partie est louée par la Ville à des particuliers, ne soient susceptibles d'un meilleur aménagement et de grandes améliorations. La Commission se propose d'étudier à loisir cette importante question et d'en faire l'objet d'un rapport spécial. Pour, le moment elle croit devoir s'en tenir aux termes de la demande de M. le Préfet, et indiquer les mesures sanitaires urgentes qu'elle a prescrites et celles qui lui paraissent encore nécessaires.

« Parmi ces mesures la plus importante et l'on peut dire la plus radicale était le licenciement du Lycée. On n'a pas eu à prendre cette mesure, puisque les vacances de Pâques avaient amené la sortie générale des élèves ; mais, en pareil cas, il n'y a pas à hésiter : quand un foyer typhique s'est établi au sein d'une population agglomérée le meilleur moyen pour l'éteindre, c'est de disséminer cette population.

« La question maintenant serait plutôt de savoir jusqu'à quelle époque il convient d'ajourner la rentrée ; évidemment il faut attendre pour rappeler les élèves que toutes les précautions hygiéniques qu'on a cru devoir prendre aient été complétement réalisées. D'un autre côté l'état sanitaire de la cité ne peut avoir qu'une gravité momentanée, et pour être autorisé à laisser le Lycée fermé au-delà d'uu certain terme, il faudrait que l'épidémie prît dans la Ville une intensité nouvelle, qui en prolongerait la durée. D'ailleurs on pourrait faire deux rentrées : celle des externes et des demi-pensionnaires, qui aurait lieu dès que les pièces où ils se rendent auront été assainies; celle des internes qui se ferait plus tard, après l'assainis·sement complet des dortoirs et des infirmeries. Nous pensons en effet qu'il serait prudent de ne rappeler les élèves internes, destinés à coucher dans les bâtiments du Lycée, qu'après avoir évacué les malades qui s'y trouvent actuellement, et après avoir soumis les pièces qu'ils occupent aux mêmes purifications que les autres.

« Les autres mesures sanitaires ont été grandement facilitées par la première, c'est-à-dire par l'évacuation des locaux qui a permis de se mettre à l'œuvre sur tous les points à la fois, et de procéder partout simultanément à ces réparations urgentes que tous les hygiénistes recommandent en pareil cas.

« La Commission est d'avis que tous ces travaux soient poussés avec la plus grande activité. Elle croit qu'il faut passer à la chaux, ou badigeonner toutes les pièces; laver partout les carrelages, les planchers, les parquets, ainsi que les tables et les gradins des classes et des salles d'étude; et surtout réparer et approprier tous les objets de literie et de toilette, soit dans les dortoirs, soit danse les infirmeries. C'est ce qu'on est en train de faire, et c'est en effet ce qu'il était le plus urgent d'effectuer de suite.

« La Commission a porté aussi son attention sur les fosses d'aisance et sur les égouts qu'il faut vider, nettoyer et désinfecter avec soin. Parmi les lieux d'aisance de l'établissement quelques-uns n'ont pas d'eau, et il faut qu'ils en aient tous ; d'un autre côté, tous sont en libre communication avec des fosses closes qui reçoivent les matières, ou avec des égouts chargés d'entrainer celles-ci, et dans les deux cas il importe d'établir un système de soupapes, ou de siphons, qui fasse cesser cette communication et qui s'oppose aux reflux des émanations souterraines.

« La Commission a visité jusqu'aux caves où elle a pu constater aussi des causes d'insalubrité, insalubrité peu grave, il est vrai, et facile à corriger par les moyens proposés.

« Enfin, n'oublions pas que le Lycée est maintenant avoisiné par le marché des Cordeliers, que l'administration a jugé à propos de construire jadis sans demander l'avis du Conseil. La Commission se propose d'étendre ses investigations jusque-là et de voir s'il n'y aurait pas des précautions hygièniques à prendre, soit dans le marché lui-même, soit dans les caves et dans les égouts qui lui sont affectés, pour sauvegarder plus complétement la santé publique. » (Extrait du *Rapport fait au Conseil d'hygiène*, séance du 20 avril.)

Le marché des Cordeliers qui fut visité peu de temps après le Lycée, laissait en effet beaucoup à désirer au point de vue de la salubrité. Des odeurs malsaines s'échappaient des soupiraux des caves ; certaines de ces caves, qui recevaient des matières putrescibles, tels que des fromages, étaient encombrées de débris infects. Tous ces débris ont été enlevés, le sol a été nettoyé et lavé avec l'eau phéniquée.

Le curage des fosses d'aisance dans le Lycée fit aussi reconnaître que plusieurs de ces fosses n'étaient pas

étanches. L'une d'elles, entre autres, très-vaste et aban-
donnée, n'avait pas été vidée depuis fort longtemps, elle
était pleine de terreau, et avait donné lieu à des infiltrations dans le sol et à des imbibitions malsaines le long
des murs adjacents. On a remédié avec soin à cette cause
de grave insalubrité.

Pendant que l'autorité civile prescrivait ces mesures,
la maladie avait éclaté aussi dans la garnison, et l'autorité militaire n'était pas restée inactive.

Des Commissions d'hygiène, nommées par M. le général Bourbaki, furent chargées de visiter les divers caser-
nements et d'indiquer les mesures de salubrité qu'il
convenait d'employer pour combattre l'épidémie dans
l'armée. Ces Commissions proposèrent divers moyens
d'assainissement, tels que la désinfection des locaux et le
désencombrement, qui furent appliqués sans retard.

Il est toutefois regrettable qu'il n'y ait pas eu d'action
commune concertée entre les Commissions militaires et le
Conseil d'hygiène, puisque le but poursuivi des deux
côtés était le même. C'est surtout dans cette circonstance
que nous avons pu voir combien la santé publique, com-
prise dans son ensemble, serait mieux sauvegardée si
l'hygiène militaire était représentée au Conseil de salubrité de la Ville. Nos confrères de l'armée ne sont étrangers à aucune question d'hygiène publique, et l'un d'eux,
M. Marmy, médecin principal chef de l'hôpital militaire
de la Charité, est l'auteur d'un ouvrage très-important
sur la topographie et la statistique médicales du département du Rhône. Aussi saisissons-nous avec empressement cette occasion de renouveler le vœu, déjà exprimé

à l'autorité, qu'un médecin des hôpitaux militaires de Lyon, soit admis à nos séances et fasse partie du Conseil d'hygiène.

A la date du 23 avril, M. le Préfet du Rhône écrivait au Conseil une nouvelle lettre, pour l'inviter à se réunir le plutôt possible en séance extraordinaire, à l'effet de rechercher : 1° les causes de l'épidémie régnante de fièvre typhoïde ; 2° les mesures de salubrité qu'il conviendrait de prendre pour arrêter la marche du fléau et en prévenir le retour.

Le 24, il y eut une réunion présidée par M. Glénard. La maladie régnante fut attribuée généralement aux causes que nous avons fait connaître. Quant aux mesures de salubrité, elles firent l'objet d'un certain nombre de propositions, résumées dans un rapport que le bureau dut remettre, dans le plus bref délai, à l'Administration ; celles-ci furent d'ailleurs mises de suite à exécution.

Le 28 avril, le Conseil se réunissait pour la troisième fois depuis le début de l'épidémie ; il était présidé par M. le Préfet, et l'Ingénieur en chef du service de la voirie municipale, M. Gobin, assistait à la séance. Il s'agissait, cette fois, non-seulement des mesures à prendre de nouveau, mais aussi de celles qui avaient été prises et de leur résultat. M. l'Ingénieur municipal s'était mis en devoir de réaliser toutes les propositions arrêtées dans les séances précédentes, et il venait rendre compte de ce qui avait été fait sous sa direction.

Chaque année, pendant les chaleurs, on dépose dans les égoûts une grande quantité de chlorure de chaux. Cette mesure a été appliquée dès le début de l'épidémie.

Le chlorure de chaux est déposé, en poudre, dans des plats en terre, qui sont fixés au moyen d'un clou à la voûte de l'égout; au bout de 10 à 15 jours, la matière est épuisée et on la renouvelle.

Dans les parties des égouts où le radier est à peu près sec, on a fait des arrosages avec une dissolution de sulfate de fer, et quelquefois avec de l'eau phéniquée. Dans les parties où l'eau était stagnante, comme dans certains contre-bas, et dans celles où la quantité d'eau était très-faible, on a répandu du sulfate de fer.

Indépendamment de ces moyens de désinfection, on a fait chaque soir, pendant la durée de l'épidémie, un lavage général des égouts, en ouvrant, à pleine section, toutes les bouches d'arrosage de la ville, au nombre de plus de 1,500, non-compris celles du Parc. Cette opération se faisait de 9 à 10 heures du soir, pour moins gêner la distribution privée. L'ouverture des bouches de de chaque quartier était opérée au moment où l'eau des bouches des quartiers plus élevés passait dans l'égout; on avait ainsi, dans les collecteurs, un courant qui allait grossissant, en passant dans chaque quartier, et il se produisait de petites chasses.

Ce système avait l'avantage de laver les rigoles des rues, les conduits des gueulards et tous les égouts secondaires. On jetait ainsi chaque soir, dans les égouts, un cube d'eau supplémentaire de 2,500 à 3,000 mètres.

On a aussi badigeonné au lait de chaux les parois d'un certain nombre d'égouts; cette mesure a donné d'excellents résultats, c'est un puissant moyen de désinfection.

Aux points où les divers collecteurs de la Ville déversent leurs eaux dans le Rhône et dans la Saône, les enrochements des rives sont salis par les boues, et celles-ci se déposent aussi dans le voisinage. Au moyen de la pompe à vapeur, on a soumis tous ces enrochements et leurs alentours à un lavage énergique qui a été très-efficace. Les enrochements étaient soulevés par la violence du jet et le nettoyage a été complet. On a ensuite disposé ces enrochements de manière à former une cuvette pour l'écoulement des eaux, et on les a recouverts d'un lait de chaux. Mieux vaudrait encore remplacer les cuvettes par des canalisations, qui, en prolongeant les égouts, reporteraient leurs bouches assez loin dans le lit du Rhône et de la Saône, pour qu'elles ne cessent jamais d'être immergées.

Il y avait aux Charpennes un fossé des fortifications où l'eau était noire et infecte, parce que des usines établies récemment y avaient dirigé leurs eaux industrielles. On a jeté du charbon de bois sur toute la partie inondée du fossé, et arrosé avec une dissolution de sulfate de fer tous les points où la vase émergeait.

Le fossé des fortifications, près de la gare des Brotteaux, avait servi de receptacle à un grand nombre de cadavres d'animaux. On l'a fait nettoyer, 58 cadavres ont été enlevés et enfouis dans le voisinage, après avoir été recouverts d'une couche de chaux en poudre. On fait maintenant des recherches plus actives, et on renouvelle souvent la même opération.

Un marinier est employé en permanence à l'enlèvement des animaux morts, des poissons, des viandes et de tous les débris insalubres flottants sur la Saône dans la traversée de Lyon.

Dans les rues non pourvues d'égouts, les eaux ménagères s'écoulent à ciel ouvert au moyen de rigoles qui sont le plus souvent pavées en cailloux roulés. Ce mode de pavage ne falicite guère l'écoulement des eaux, et lorsque la pente est faible, l'eau croupit dans ces rigoles. Là où des bouches d'eau existent, le remède est facile, mais c'est l'exception, et l'eau de lavage manque le plus souvent. Les rigoles les plus infectes ont été lavées au tonneau d'arrosage pendant l'épidémie ; puis, ce lavage fait, on y a répandu une dissolution de sulfate de fer; toutes ces rigoles sont destinées à être transformées en pavé d'échantillon.

Sur tous les points où le public avait l'habitude d'uriner, on a fait répandre fréquemment du chlorure de chaux. Les surfaces verticales salies ont été lavées à la brosse avec de l'eau phéniquée, ou contenant du sulfate de fer en dissolution.

Aucun des ouvriers égoutiers employés à ces travaux n'a été malade, ni même indisposé pendant l'épidémie.

On a employé à ces diverses opérations 6438 kilog. de chlorure de chaux, 8804 kilog. de sulfate de fer, 11 kilog. d'acide phénique et 80 hectolitres de poussier de charbon de bois.

On voit par là combien l'autorité a eu à cœur de ne rien négliger de tout ce qui pouvait servir à l'entretien de la salubrité, et avec quelle vigilance et quelle activité M. l'Ingénieur municipal a su prendre toutes les mesures qui dépendaient de son administration.

D'ailleurs, tout ce qui a été fait à l'égard des égouts montre assez qu'on est loin de les considérer comme une œuvre arrivée à sa perfection et à son plein achèvement.

En premier lieu, la nécessité de prévenir l'infection des appartements par les émanations des égouts, est reconnue de tout le monde. Le remous des gaz fétides se fait à travers les conduits des éviers et il est facile de s'y opposer.

M. Gobin recommande de munir tous les tuyaux de descente d'un siphon coudé, formant fermeture hydraulique, conformément à la figure ci-jointe. Ce système a été appliqué par lui sur le quai de la Charité, il y a plus de dix ans, et il réussit parfaitement, il ne s'engorge jamais. Notre collègue, M. Bellemain, a fait placer des siphons analogues dans plusieurs maisons où ils fonctionnent très-régulièrement. On devrait les rendre obligatoires pour tous les tuyaux de descente des maisons.

Pour barrer le passage aux odeurs qui s'échappent dans la rue à travers les bouches des égouts, surtout par le vent du midi, plusieurs systèmes sont à l'étude.

L'un de ces systèmes, indiqué par le Préfet lui-même, M. Ducros, dans la séance du Conseil d'hygiène du 28 avril, consiste en un bec allumé à la bouche des égouts et destiné à brûler les gaz méphitiques et à établir un courant d'air de l'extérieur à l'intérieur. Un autre procédé mécanique, imaginé par M. Gobin, est constitué par une fermeture hydraulique avec clapet auto-mobile en zinc. Enfin, M. Bellemain a surtout recommandé les cheminées d'appel élevées à la hauteur des toits, à partir des égouts, et devant amener une ventilation très-puissante de ces canaux souterrains.

Dans bon nombre de maisons autorisées à avoir des fosses d'aisance en communication avec les égouts, l'administration a pu constater le défaut d'entretien des appareils diviseurs et des aqueducs privés. Des sommations ont été envoyées aux propriétaires pour qu'ils aient à exécuter des travaux de réparation, d'achèvement, de nettoiement. On est déjà arrivé de ce côté à des résultats importants.

Les communications non autorisées ont été l'objet de poursuites judiciaires. Les propriétaires, condamnés par le tribunal, devront fermer la communication établie clandestinement entre les fosses et l'égout municipal. Certaines de ces fosses, qui reçoivent beaucoup d'eau par des appareils dits à l'anglaise, ont été provisoirement maintenues ouvertes, en attendant que l'Administration décide si les liquides de ces fosses pourront continuer à s'écouler dans l'égout et à qu'elles conditions.

Il existe dans le réseau un certain nombre d'anciens égouts, qu'on se propose d'améliorer en les exhaussant pour y faciliter la circulation, en enduisant leurs parois, en faisant un radier bétonné. Dans les égouts de construction plus moderne, il existe dans les radiers des contre-bas et, par suite, des contre-pentes, qui facilitent le dépôt des matières entraînées par les eaux. Des projets sont dressés pour effectuer ces diverses améliorations, il ne manque plus que d'allouer à cet effet les fonds nécessaires.

Toutefois, l'amélioration capitale, nécessitée par l'état actuel des égouts de notre Ville, c'est une distribution d'eau plus abondante et plus générale.

Un assez grand nombre d'égouts sont lavés en permanence par un courant d'eau plus ou moins fort, provenant des fontaines publiques ou des usines. C'est le cas de tous les collecteurs et de plusieurs égouts des Brotteaux et de la Guillotière. L'entretien de ces égouts est assez facile : de fréquents balayages empêchent les dépôts de vase sur les parois, et il ne reste au fond du radier qu'un dépôt de sable qu'on enlève de temps en temps.

Les égouts secondaires, où il n'existe pas d'écoulement permanent, sont dans des conditions beaucoup moins favorables. Les eaux ménagères qui s'y déversent dégagent de l'odeur, et il est nécessaire d'y faire de fréquents lavages. Lorsque cela est possible, on y dirige, au moyen de petits barrages, les eaux des égouts voisins ; mais cette opération n'est pas toujours praticable, à cause des pentes et des différences de niveau des radiers. Ces égouts sont balayés et nettoyés comme les autres.

On a pensé qu'on pourrait opérer de grandes chasses dans les égouts, en dérivant les eaux du Rhône et de la Saône. Indépendamment des difficultés qu'on rencontrerait pour amener ces grandes dérivations au centre de la Ville, il est facile de voir que les collecteurs seulement en profiteraient. Or, ce sont les égouts de cette catégorie qui reçoivent déjà le plus d'eau et ont le moins besoin d'un lavage supplémentaire. L'effet de ces grandes chasses serait donc forcément très-restreint. Si l'on voulait jeter ces eaux dans les égouts secondaires, il faudrait faire, dans les collecteurs, des barrages très-élevés, en rapport avec les différences de niveau. Ces grands barrages se-

raient extrêmement difficiles à manœuvrer et occasion-
neraient de très-grandes dépenses.

Le meilleur système est celui qui a été mis en pratique
au moment de l'épidémie et qui consiste à laver les rues,
les rigoles, les ouvertures extérieures des égouts, et,
par suite, les égouts eux-mêmes, en ouvrant largement
les bouches d'arrosage de la Ville. On pourrait même
l'employer sur une plus vaste échelle, en lavant ainsi les
égouts, non-seulement pendant une heure ou deux chaque
jour, comme au moment de l'épidémie, mais deux ou
trois fois par jour, ou mieux encore d'une manière per-
manente.

On peut dire que tout retard apporté dans la réalisation de cette amélioration indispensable, créera un péril
pour la salubrité de la cité. D'ailleurs, que faut-il pour
effectuer ce lavage à grande eau? De l'eau, sans doute,
mais une eau qui peut être abondante, sans être bien
coûteuse, car il n'est pas nécessaire qu'elle soit clarifiée,
ni élevée à une grande hauteur.

Sous ce rapport, il existe une sorte d'antagonisme entre le service public, qui n'a besoin que d'eau non filtrée,
et le service des particuliers, à qui l'eau filtrée est, au
contraire, de première nécessité. En général, dans une
grande Ville, on manque aux règles les plus élémentaires
de l'hygiène en ne tenant pas la main à ce que les eaux
potables soient dégagées de toute impureté, au point
qu'elles ne puissent même pas être soupçonnées.

L'eau des puits de Lyon, qui avait donné lieu autrefois à des plaintes justifiées jusqu'à un certain point par
les essais d'analyse, n'a pas été examinée de nouveau au

moment de l'épidémie. La nappe souterraine ayant baissé dans la Ville de plus d'un mètre en quelques endroits, beaucoup de puits auraient besoin d'être creusés plus profondément. D'ailleurs, à la longue, les puits s'altèrent, il s'y fait des obstructions, et parfois des infiltrations malsaines. Il conviendrait de refaire ces vérifications, on condamnerait d'office toutes les pompes dont l'insalubrité serait constatée.

Chez nous, c'est l'eau des rivières qui par filtration devient l'eau des puits, et, pour ce motif et pour d'autres qu'il est inutile de rappeler, si le projet de barrage de la Saône vers la Mulatière, sur lequel le Conseil a été appelé à donner son avis, devait être mis à exécution, il importerait essentiellement de reporter, au préalable, en aval du barrage, la bouche de tous les égouts qui se déversent dans cette rivière, afin de ne retenir que des eaux pures dans toute la traversée de la Ville.

Au moment de l'épidémie, la Compagnie proposait d'affecter au service public une plus grande quantité d'eau, 55000 à 60000 mètres par jour, mais il lui fallait un puisage facile, et elle y mettait pour condition qu'on lui permettrait de s'alimenter directement dans le Rhône. Les particuliers, de cette façon, auraient reçu une eau encore moins filtrée, moins pure que par le passé.

M. Tisserant, se faisant l'interprète de la pensée unanime du Conseil, refusa des offres à la vérité bien intentionnées, mais inacceptables, et émit au contraire le vœu qu'il ne fût distribué dans les maisons que de l'eau puisée dans les bassins de filtration. Ce n'était pas là une exigence de circonstance, et encore aujourd'hui le Conseil est d'avis que la distribution des eaux dans nos ménages ne sera un bienfait pour les particuliers, que le jour où ces eaux leur arriveront avec cette limpidité et cette fraîcheur que peut seule leurs procurer une filtration aussi complète que possible.

Il faut donc prendre un parti et donner satisfaction tout à la fois au service public et au service des particuliers, en donnant à l'un l'eau abondante qui lui est nécessaire et, à l'autre l'eau filtrée qui, on peut le dire, lui est due.

Ce double résultat peut être obtenu de bien des manières, mais il y a un projet qui aurait, au point de vue de l'assainissement de la Cité, une si grande importance que le Conseil d'hygiène ne saurait trop en recommander l'étude sérieuse.

Ce projet doterait le quartier de la Guillotière d'eau de sources excellentes et amènerait le dessèchement de tous les marais qui, depuis Jonage jusqu'à Villeurbane, couvrent au loin la plaine du Rhône. La captation des sources qui naissent aux pieds des balmes viennoises et leur large distribution dans les quartiers des Brotteaux et de la Guillotière, la facilité de laver à grande eau tous les égouts de la rive gauche du Rhône où la Ville est destinée à s'étendre de plus en plus, d'assainir la Rize en y dirigeant des courants supplémentaires, et de rendre moins insalubres une foule d'usines établies dans ces localités, tous ces avantages méritent d'être grandement considérés et peut-être un prochain avenir verra-t-il la réalisation au moins partielle des travaux qui pourraient nous les procurer, sans nécessiter, à ce qu'il parait, de trop grosses dépenses.

Nos fosses d'aisance, comme nous l'avons dit, et notre système de vidange laissent aussi beaucoup à désirer,

Les meilleures fosses d'aisance sont les fosses mobiles qu'on enlève une fois remplies, pour les remplacer par d'autres. Conserver longtemps les excréments dans les maisons c'est le procédé primitif et grossier qui doit disparaître tôt ou tard, car on se condamne ainsi soi-même à en subir les émanations, et on lègue à sa descendance un sol de plus en plus imprégné d'infiltrations malsaines.

A défaut de fosses mobiles, au moins doit-on n'avoir dans les maisons que des fosses bien ventilées, et surtout complétement étanches. L'administration devrait procéder à un examen attentif, à une enquête minutieuse concernant les fosses d'aisance de toutes les maisons de la Ville. Nous l'avons dit plus haut, un certain nombre de fosses sont établies d'une manière tout à fait défectueuse et en contravention avec des arrêtés de police qu'il importe au plus haut point, dans les circonstances présentes, de fait exécuter.

Quant à notre système de vidange, on cherche depuis longtemps à le perfectionner. Dernièrement, le Conseil de salubrité a été saisi de cette question ; une Commission composée de deux de nos collègues, MM. Glénard et Ferrand, et de l'ingénieur municipal M. Gobin, s'est rendue à Nîmes pour étudier un système nouveau, un procédé d'extraction des matières par le vide. Des appareils en tôle, espèces de tonneaux métalliques montés sur des roues, sont d'abord soumis à l'opération du vide. On les amène ensuite vers les fosses, et au moyen de tuyaux vissés, on les met en communication avec la matière à extraire. Celle-ci est dès-lors aspirée sans aide et avec une très-grande rapidité ; rien n'échappe à cette aspiration forcée, matières solides et liquides tout passe à travers les tuyaux pour se rendre dans l'appareil qui, une fois rempli (cette opération n'exige pas plus de quelques minutes), fait place à un autre. Par ce moyen la vidange d'une fosse de grande dimension peut toujours s'affectuer en moins d'une heure.

Au point de vue de la salubrité qui est évidemment pour nous la considération dominante, ce système nouveau devrait être adopté dans une Ville, comme la nôtre, qui a tant à souffrir de l'ancien procédé.

Il y aurait aussi à faire exécuter plus rigoureusement les règlements de police concernant la propreté des caves, des cours et des allées, le badigeonnage des maisons, la surveillance des abattoirs et des marchés. Il est venu à la connaissance du Conseil qu'un certain nombre de caves étaient des dépôts temporaires, il est vrai, mais toujours trop prolongés, de fumier de cheval. Rappelons à ce propos que dans la garnison de Lyon, ce sont les casernes de cavalerie qui ont fourni le plus de malades. A coup sûr la négligence dont on a usé vis-à-vis de la halle des Cordeliers n'a pas été sans influence sur le développement de l'épidémie dans le quartier ou elle a débuté.

Mais un autre point au sujet duquel le Conseil d'hygiène a déjà élevé des réclamations pressantes auprès de l'administration, c'est la nécessité d'une surveillance régulière à exercer sur les établissements insalubres de toutes les classes.

On a vu que, dans les visites faites par la voirie municipale au moment de l'épidémie, il fut constaté qu'un fossé des fortifications des Charpennes recevait les eaux infectes de plusieurs usines. D'autres établissements jettent leurs eaux vannes, comme nous l'avons dit, dans des puits perdus clandestins; d'autres surtout remplissent incomplétement, ou ne remplissent même pas du tout les conditions souvent onéreuses, mais toujours très-sérieusement motivées auxquelles le Conseil a subordonné leur autorisation.

Aucun service d'inspection n'est chargé de faire ces vérifications, pourtant si nécessaires. Les infractions aux prescriptions administratives passent généralement inaperçues, et la salubrité publique est souvent compromise par le mauvais vouloir ou l'incurie des usiniers.

C'est cette surveillance, c'est ce contrôle que le Conseil de salubrité a plusieurs fois réclamé, en indiquant même d'une façon précise, comment il pourrait être organisé. Plusieurs villes moins importantes que Lyon ont compris cette nécessité. Ce serait une dépense minime en comparaison des intérêts majeurs qui se rattachent à ce service de surveillance dont un grand centre industriel, comme le nôtre, ne pourrait pas sans préjudice se passer plus longtemps.

Tous les malades indigents affectés de la maladie régnante ont trouvé place dans les hôpitaux. Des salles leur avaient été spécialement affectées à l'Hôtel-Dieu, à la Croix-Rousse et à la Charité, mais pour faciliter le traitement plutôt que pour les isoler. Un certain nombre d'entr'eux étaient disséminés dans les salles communes. Nous en sommes encore à cette idée, que la contagion joue un rôle secondaire dans la propagation de la fièvre typhoïde , et que, dans le milieu épidémique , c'est surtout de l'insalubrité locale et des prédispositions individuelles que dépendent les conditions déterminantes du développement de la maladie. D'ailleurs, l'isolement serait difficile à appliquer à Lyon où les hôpitaux n'ont pas de pavillons séparés. Il semble même que ce but ne pourrait être complétement atteint qu'au moyen d'hôpitaux spéciaux, consacrés tout entiers à la maladie règnante, avec un personnel hospitalier qui leur serait exclusivement attaché.

Des ambulances, de petits hôpitaux susceptibles d'isolement auraient sans doute été organisés par l'initiative privée, ou autrement, si la maladie avait pris plus d'extension et duré plus longtemps. Le zèle et le dévouement de nos compatriotes, on l'a vu au moment de la guerre, sait se mettre à la hauteur des plus grandes calamités, et des comités comme ceux qui ont fonctionné, à cette époque, dans la Société des secours aux blessés seraient de précieux auxiliaires en temps d'épidémie très-grave.

Heureusement le mal n'a pas eu ces grandes proportions, et le Corps médical, les Administrations hospitalières et charitables, le Conseil d'hygiène, avec le concours si empressé de l'Autorité supérieure, ont pu répondre à tous les besoins et suffire à toutes les nécessités du moment.

Lyon.— Impr. Mougin-Rusand, rue Stella, 3

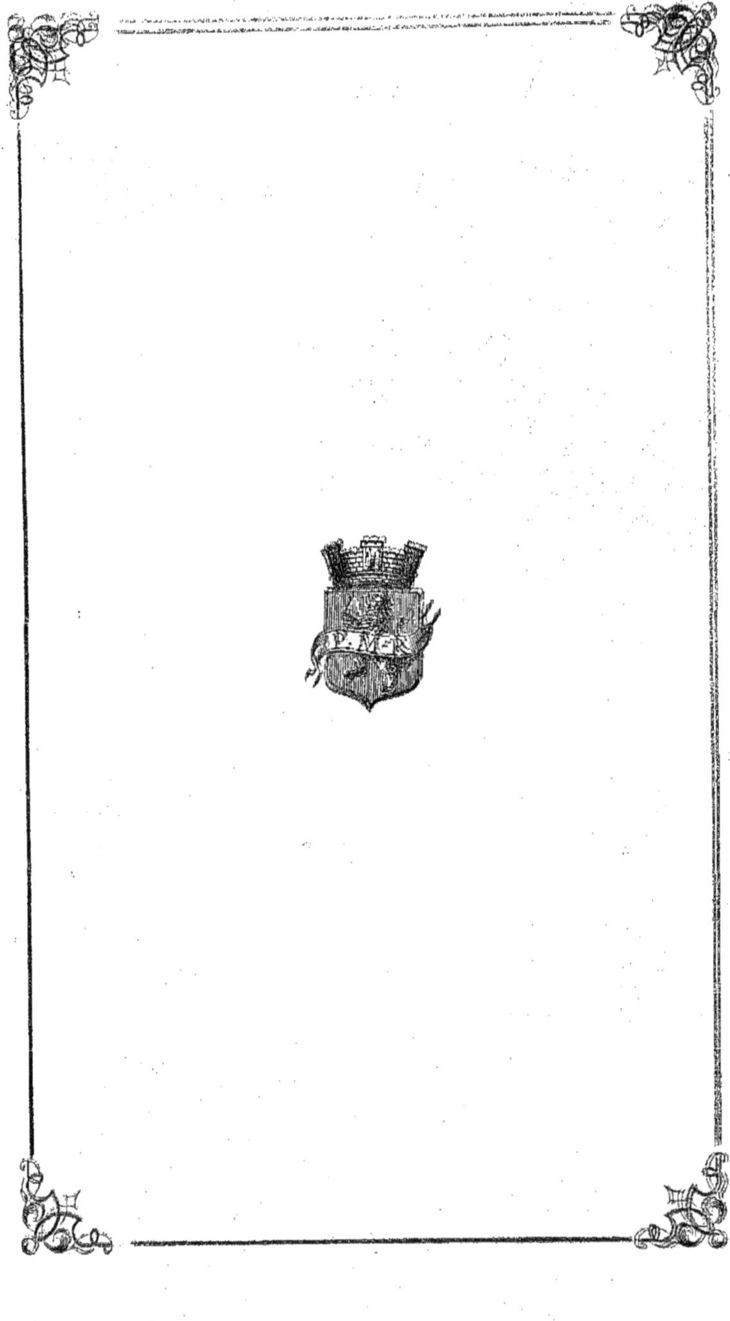